口腔保健与常见疾病防治

主编　应彬彬　韦　宁　俞梦飞

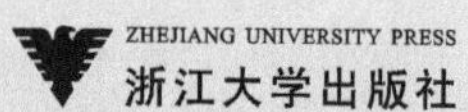

《口腔保健与常见疾病防治》
编委会

主　　编 应彬彬　韦　宁　俞梦飞

副 主 编 杨　勇　孙素珍

执行主编 娄依婷　翁笑燕

插　　图 何纤逸

编　　者（按姓氏笔画排序）

王发兰　韦　宁　叶爱丹　冯嘉欣　孙建锋

孙素珍　李　偲　李圣杰　杨　勇　应彬彬

郑宇星　卓群豪　施丹丽　娄依婷　俞梦飞

胡嘉乐　翁笑燕　曹丹娜　梁超宇　韩晓东

序　一

王慧明

随着我国社会、经济与文化的发展，人们对健康越来越关注。口腔健康是全身健康的一部分，它们密切相关，相互影响。全国第四次口腔流行病调查结果表明：目前我国口腔疾病呈高发态势，国人的口腔保健意识有待提高，口腔疾病的防治也需进一步加以重视。因此亟需一本既通俗易懂，又具一定专业性的书籍，以普及和推广口腔健康知识。《口腔保健与常见疾病防治》正是在这样的背景下出版的一本科普书籍。

《口腔保健与常见疾病防治》从口腔医学八大基础内容展开，以问答的形式，用通俗的语句，生动的插图，向读者解答了口腔疾病的最常见问题及其防治手段，能够让读者足不出户就能得到专业口腔医生的解答，同时也能够让他们自检是否存在口腔疾病，做到初步判断、重视问题、选择治疗、减少焦虑。

此书所采用的形式新颖，内容丰富，是集各位专家丰富经验的科普书籍。作为口腔领域资深专家，对此书的问世，我感到十分欣慰，并向读者大力推荐这本好书。希望读者能通过此书籍，对口腔疾病有更深的了解，以提高口腔保健意识，预防疾病的发生与发展。

2022 年 4 月

序　二

陈谦明

当今的图书市场上，有关口腔医学的书籍内容深浅不一，难以充分满足所有患者的需要。而刚接触临床工作的年轻医生，也同样面临着难以向患者解释专业知识的问题。

这本《口腔保健与常见疾病防治》用通俗的语言和生动的插图，以问答的形式，全面介绍了基础口腔保健和疾病防治知识，解答了患者关心的热点问题，易于广大患者理解。八大内容囊括了口腔常见的疾病和预防保健知识，形式新颖、内容广泛，正是国内所缺。

此书既可以帮助患者了解自己所患疾病，也可作为普通读者的科普读物。同时，本书也是基层年轻医生与患者交流非常有用的一本参考手册。在此我真诚地向大家推荐这本书。

是为序。

陈谦明

2022 年 4 月

目 录

牙体篇

补 牙

根管治疗

牙周篇

牙周基础知识

牙周疾病

牙周病防治

口腔保健

拔牙篇

拔牙基础知识

特殊人群拔牙

修复篇

修复基础知识

活动假牙

固定假牙

正畸篇

正畸基础知识

正畸治疗

种植篇

种植牙基础知识

种植牙手术

种植牙维护

关节篇

关节基础知识

关节与正畸

关节治疗

囊肿

良性肿瘤

恶性肿瘤

牙体篇

补牙

根管治疗

补　牙

1. 牙齿为什么会蛀?

蛀牙又称龋齿，是指牙齿硬组织发生的慢性进行性破坏。蛀牙是多种因素共同影响、共同作用所导致的，这些因素主要有细菌、食物，以及牙齿所处的环境等。大量研究表明，细菌的存在是龋齿发生的首要条件。其次是饮食，如食物的精细程度、食糖的摄入量和摄入频率等。另外，由于个体差异，每个人对蛀牙的易感性是不一样的，易感性高的人群，其牙齿的形态和结构往往更容易导致蛀牙发生。

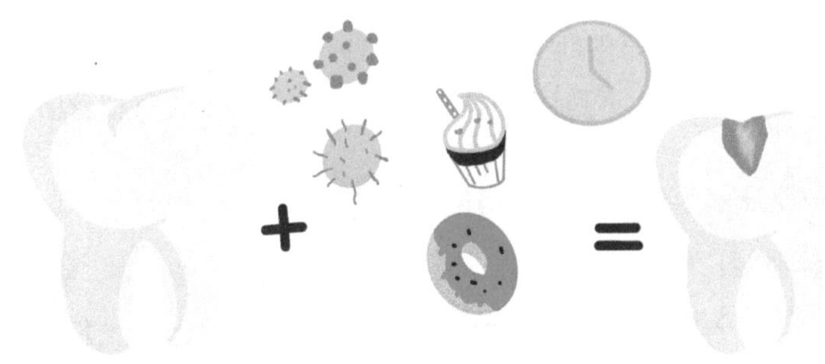

2. 蛀牙为什么会痛?

蛀牙一旦发生，牙体就会出现缺损。早期蛀牙缺损范围较小，程度轻，没有疼痛症状，如果这时赶紧治疗，不会有明显疼痛，并且成本低，次数少，效果佳；如果治疗不及时，蛀牙进一步扩展，就会逐渐出现疼痛的感觉，先是对酸甜敏感，之后会出现冷热刺激痛；如再继续加重，则会累及牙神经，最后发展成牙髓炎、根尖周炎，甚至在没有任何刺激的情况下也会感到剧烈疼痛，并且夜晚疼痛会更加严重，常常因此难以入睡。患牙常伴有伸长感及咬物难受。

3. 蛀牙不疼，还需要补吗？

牙齿一旦蛀了，即使不疼，也应该及时修补。俗话说：“小洞不补，大洞受苦。”当蛀牙洞较小时，可能不会出现疼痛症状，但随着蛀牙的范围越来越大，便会产生冷热刺激痛，后期还会出现自发痛。如果蛀牙在不疼的时候补，诊治时间短，效果好、费用低；反之，等出现疼痛再去补牙，则诊治时间长，效果差、费用高。

4. 为什么补牙前要拍X线片？

蛀牙的牙面上通常会有腐烂缺损的洞，有时看起来小小的洞，里面却大有乾坤。这是因为，细菌会破坏牙齿的内部结构，由浅表层向深部牙髓一路前进。从外表上看，一般很难判断这个洞的深度，所以临床上往往需要借助 X 线片检查来评估和判断。如果洞的深度已经到达牙髓腔，就不是补牙那么简单了，而是需要进行根管治疗。

5. 补牙前为什么要把牙齿磨掉一些？

医生在补牙前，会先用牙科手机的小钻头把牙体洞壁上的软化腐质去除干净，并把洞修整成符合要求的形态（补牙材料不同，要求也不同），这样才能较好地恢复牙齿的外形和生理功能，以利于牙齿和牙周组织健康。如果蛀牙不磨就补，很容易造成牙齿边缘继续龋坏，充填材料脱落。

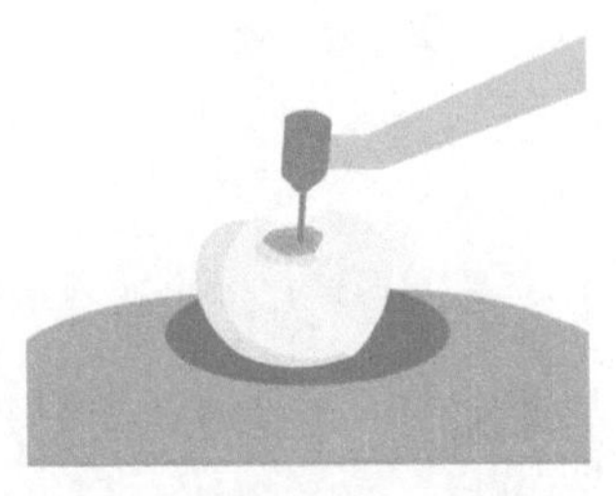

为防止牙体继续发生龋坏，在补牙过程中，应该尽量去净龋坏组织，尽可能保存正常组织和牙髓，恢复牙齿的外形和生理功能。如果胡乱补牙，采用廉价劣质的材料，或者将牙缝补在一起，则会

加重对牙体和牙周的损害。

6. 补了牙为什么还要做牙套?

通常情况下，牙齿治疗完成之后，医生会建议再给牙齿做个牙套，把牙齿包起来以保护它，如龋坏面积范围过大的牙齿，呈错位生长的、隐裂的牙齿，前牙色泽变暗或外在形态结构不美观的牙齿。特别是完成根管治疗后的患牙，因为容易发生崩裂，不宜咬硬物，尤其应该及时做牙套修复，这样既可以增加牙齿的抗力性，又能增加牙齿的美观度。

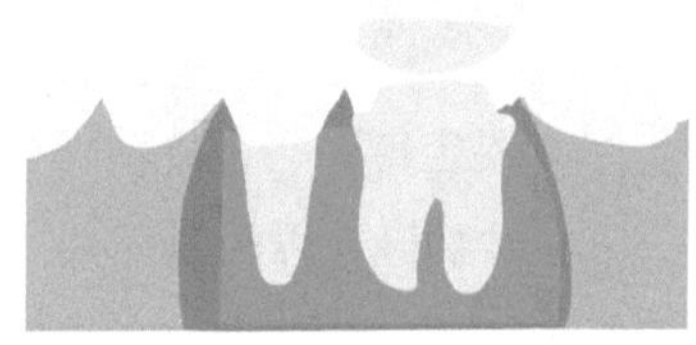

7. 补过的牙齿为什么还是会痛?

临床上，补过的牙齿有时还会出现疼痛，根据疼痛性质不同，可能有以下几个方面的原因：

（1）出现冷热刺激痛。这种情况可能是治疗过程中刺激到牙神经引起的，一般数日后可缓解，无须特殊处理。也有可能是因为充填物离髓腔较近，对牙神经产生了化学刺激，可考虑去除充填物，重新垫底或者安抚后再作充填。

（2）充填后出现自发痛。这类情况可能是误将牙髓炎当龋齿治疗，或者是有细小的露髓孔未及时发现而直接充填导致的。出现这类情况应及时复诊，以免延误治疗。

（3）充填后出现咬合痛。其可能原因是充填物过高，应该及时复诊、去除过高的接触点。

8. 补过的牙为什么还是会蛀?

补牙的材料再密合，也没有自己原来的牙面齐整，因为补牙材

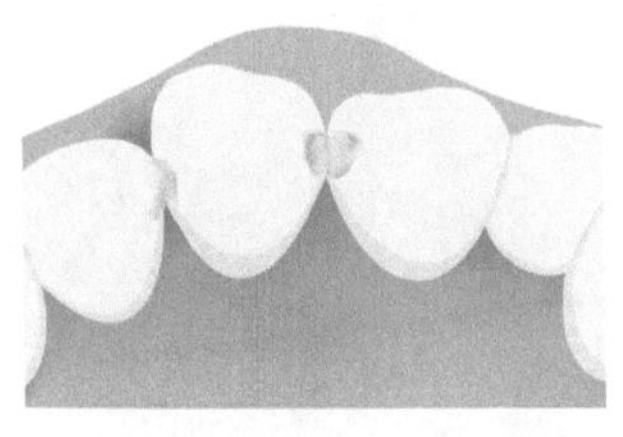

料与正常牙齿之间常会有微小的缝隙，细菌和食物可以通过微小缝隙入侵，导致继发龋坏；如果在补牙去腐过程中没有将腐质去除干净，则可能导致龋坏继续发生。因此，完成牙齿修补治疗后，我们还要定期进行复查，若发现有充填材料缺损、松动脱落、边缘变黑和食物嵌塞等问题，一定要及时处理，以免耽误治疗。

9. 乳牙反正要换，可以不补吗？

当然是要补的。乳牙不补，持续蛀牙将导致牙齿疼痛，使孩子进食减少，影响孩子的营养摄入；孩子进食少，牙齿咬合运动减少，颌骨的生长便得不到有效刺激，易导致颌骨的发育不良；蛀牙未及时治疗，继而引起严重的牙髓炎和根尖炎，容易导致牙齿疼痛、牙龈肿胀，而恒牙的牙胚就在乳牙牙根的下方，容易受到波及，导致相应恒牙的发育不良。

乳牙蛀了不补，最终会演变成残冠残根，边缘尖锐的残冠残根容易磨破孩子的口腔黏膜，造成口腔溃疡。蛀牙（特别是前牙）变黑或者缺失，还会使孩子形象不良或者言语不清，不利于孩子的心理健康。

10. 孩子容易蛀牙，补钙有用吗？

有些孩子很容易蛀牙，家长经常会问医生要不要给孩子补点钙，希望牙齿不那么容易蛀坏。其实此时补钙为时已晚，通常乳牙硬组织的形成自胎儿 6 周时开始，大约在出生后一年完成钙化，牙齿钙化既已完成，机体吸收的钙就不能用于钙化牙齿了。只有在孩子牙齿发育的过程中补充足够的钙和维生素 D，对牙齿增强抗龋能力才有意义。

恒牙情况稍有不同。恒牙除“六龄齿”在新生儿时期即有小部分牙尖钙化外，其余都是在婴儿出生后开始钙化，但在孩子 7~8 岁时也都已经完成钙化。因此，10 岁以上的孩子，补钙对于牙齿防龋来说已经没有太大用处，不如采取局部涂氟或者使用含氟牙膏等预防措施更有意义。

11. 怀孕了发现蛀牙怎么办?

不少女性怀孕了就不敢去医院看牙齿，经常是疼到实在不行了才去医院，实际上这样反而会错过最佳的治疗时机。怀孕期看牙治牙，相对来说是比较安全的。蛀牙的治疗，主要是去除龋坏的牙体组织，然后用专用材料重新补起来，如果是早期治疗，一般不会产生非常剧烈的疼痛，因此是安全的。

当然，如果蛀牙烂得非常深，已经接近神经、出现疼痛，甚至出现出血、感染等症状，对于孕早期的孕妇来说，治牙还是有一定风险的，一般建议暂缓治疗，而在怀孕 4~6 个月胎儿的生长发育相对比较稳定时再考虑是否治疗。因此在怀孕的早期，孕妇一定要注意口腔卫生清洁，以延缓蛀牙的进展。

根管治疗

12. 什么是牙髓炎?

牙髓是位于牙齿中央腔隙内，主要由细胞、血管、神经构成的胶原纤维组织。牙髓炎是由蛀牙或外伤等原因导致细菌入侵牙髓而引起的牙髓炎症。由于牙髓组织被一层坚硬的牙本质所包绕、内无有效的血液侧支循环代偿，受到损伤后一般难以自行恢复，且易产生疼痛。

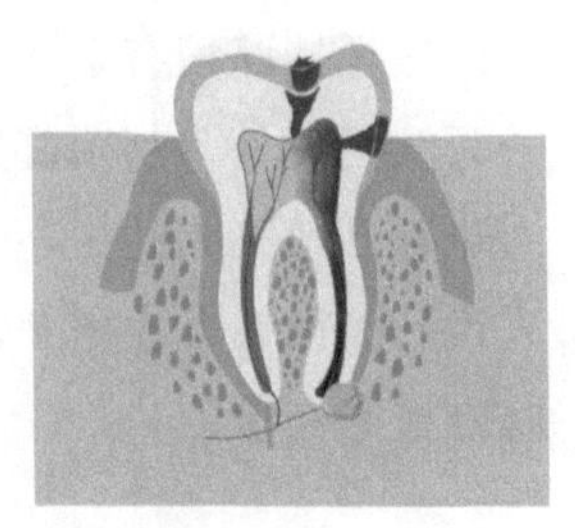

牙髓炎分为急性牙髓炎和慢性牙髓炎。急性牙髓炎发病急，疼痛剧烈，夜间和冷热刺激会加剧疼痛，当发展到化脓性炎症时，冷刺激可以缓解疼痛，口含冷水时疼痛会有一定缓解。牙髓炎疼痛剧烈时，会伴随颌面部的放射性疼痛，有时候不能指出疼痛的牙齿是哪一颗，甚至分不清是上牙疼痛还是下牙疼痛。慢性牙髓炎的特点是，一般症状不明显，不发生自发的剧烈疼痛，只是常常觉得牙齿隐痛或者胀痛，并伴有冷热刺激痛。

13. 什么是根尖周炎？

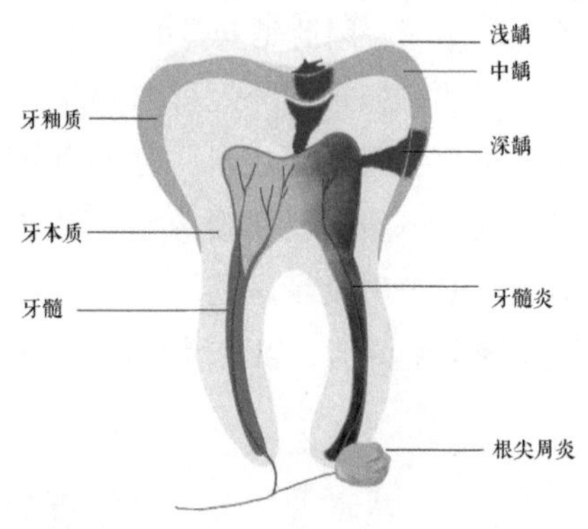

根尖周组织是指牙齿根尖及其周围组织，包括牙骨质、牙周膜及牙槽骨。根尖周炎则是指发生在根尖周围组织的炎症，多由牙髓炎发展而来，主要是由根管内的感染通过根尖孔扩散至根尖周组织引起的。另外，外伤和化学药物刺激也可引起根尖周炎。

急性根尖周炎的症状主要是疼痛，患牙有伸长感，咬物时疼痛加剧，甚至不能咬物；可伴有局部肿胀，严重时扩散至相邻组织间隙可导致脸面部肿胀。

慢性根尖周炎可造成根尖部牙槽骨不同程度的破坏，一般症状不明显，偶有咬物不适感，很多时候是因发现牙龈起脓包才去医院就诊。在身体劳累或者抵抗力下降时，慢性根尖周炎可引起急性发作。

14. 什么是根管治疗?

要治疗好牙髓炎或者根尖周炎，关键在于如何彻底地清除根管内的感染，修复牙体缺损并恢复牙体功能。根管治疗是目前最常用、最有效的手段，它是通过器械预先去除髓腔和根管内感染的、坏死的牙髓，再经过药物消毒和根管充填防止再感染的一种治疗。后期再施行冠方修复，以达到控制感染、修复缺损，促进根尖周病痊愈，防止发生根尖周病的目的。

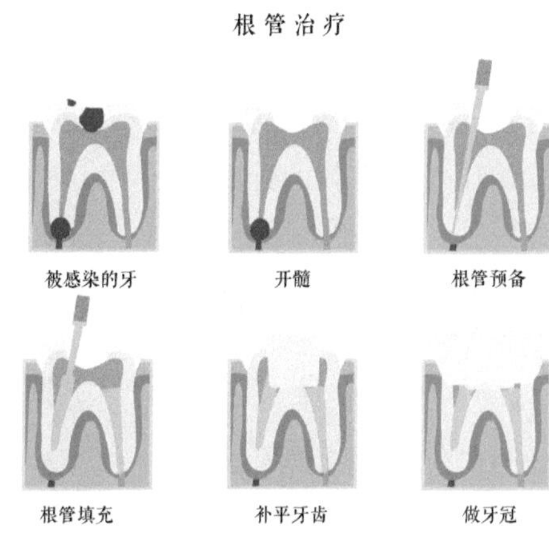

15. 牙髓发炎时为什么特别痛?

牙齿内部有个密闭的腔隙，叫牙髓腔，牙髓腔内有大量的神经纤维。在龋齿或外伤等导致牙齿破损，累及牙髓腔，使牙神经受到外界刺激时，牙齿就会感到疼痛。

另外，牙髓腔是一个比较密闭的腔隙，炎症引起的水肿会压迫牙神经，造成剧烈疼痛，疼痛又加重水肿，循环往复，导致疼痛难忍。

所以有些牙痛患者，在医生给他的患牙开个洞后，就会马上觉得疼痛缓解了好多，其实就是因为开洞后牙齿内部的压力一下子降低了，疼痛也就随之减轻了。

16. 为什么有时牙痛会导致脸肿?

牙痛时出现脸肿，多是由于患者牙根尖炎症或者智齿冠周炎未及时得到控制，脓液穿破骨膜入侵相邻组织间隙，导致间隙感染。

上颌尖牙、前磨牙炎症易引起眶下区肿胀，下颌后牙炎症易引起下颌角区肿胀。如果感染得不到控制，会导致颌骨骨髓炎或者骨坏死。

颌面部邻近的间隙与间隙之间是相互交通的，一个间隙感染可能会蔓延至多个间隙感染，表现为头局部的“红”“肿”“热”“痛”，体温升高，机体可因毒素侵入血液而发生菌血症和脓毒血症，严重的甚至可以危及生命。所以，一旦出现脸肿的情况就要及时治疗，必要时须切开引流，并使用抗生素以作全身治疗。

17. 牙龈老是“鼓包”是怎么回事?

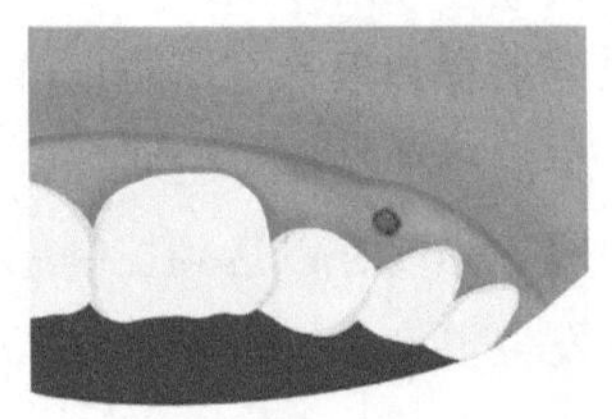

人在疲劳时，牙龈上常会鼓起一个小包，按上去感觉软软的，有点痛，如果不小心弄破了还会流出少量血液或脓液，过一段时间包又会长起来。这其实是牙根发炎的症状。牙根炎症会破坏骨头，并向骨头比较薄弱的地方发展。炎症通过骨头到达牙龈表面，局部就会出现一个小脓包。因此，当牙龈鼓包时，就是在提醒你：该让牙齿去看医生了。

18. 治牙为什么要跑好多次?

口腔疾病的诊治有其特殊性，很多操作不是一次可以完成的。比如根管治疗，第一次来需要“打洞杀神经”，然后再来“抽神经”，根管预备，根管充填，补牙。这种操作每次要间隔 1~2 周才能有效果，而且这个过程不能中断，不然轻则延长看牙周期，重则牙齿无法完成治疗而需要拔除，甚至还可能出现局部骨头坏死。因此，看牙千万不能嫌麻烦，更不能觉得不疼就不看了。

19. “神经杀死”后牙齿还能用吗？

很多人认为，牙齿“杀神经”后就没用了，实际上不然。牙髓的作用确实很大，可以营养牙齿，还能防御外界刺激。失去牙髓后，牙齿首先失去的是感觉功能，对外界的冷热温度刺激不再有反应，而失去营养支持后，牙齿的物理抗压能力也降低了。因此，在“杀神经”后，医生通常会建议患者做一个牙套把牙齿保护起来，以增强物理抵抗能力，这样就能轻松地吃硬东西了。

20. 为什么“杀神经”后牙齿还会痛？

有些患牙在根管治疗后还是会有疼痛，这是因为牙齿内的根管并不是简单的几个通道，在主通道的侧面还有许多侧支通道，有时这些通道用常规“杀神经”的方法很难清理。对于这种情况，需要在“杀神经”后继续辅以药物渗透的化学方法来治疗，这样才能完全彻底地清理干净根管内的残余感染物。

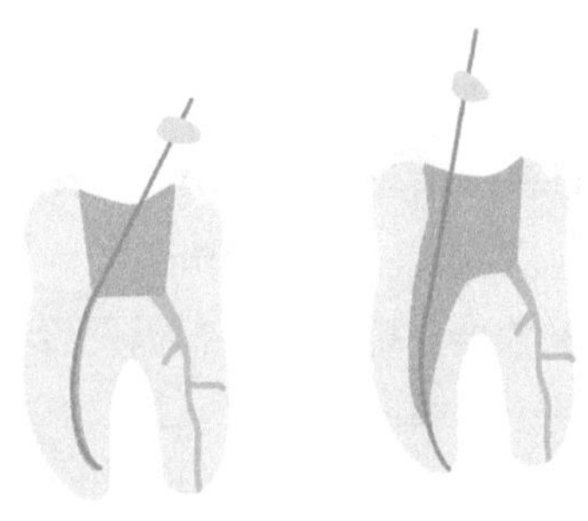

21. 根管治疗时针断在牙根里要紧吗？

根管治疗时，偶尔会遇到扩挫根管的针发生折断的情况，这往往是根管狭窄弯曲，扩挫根管的器械老旧，操作的程序、方向和使用力度不当等原因所致。一般而言，如果器械发生折断，并不需要过于担心。

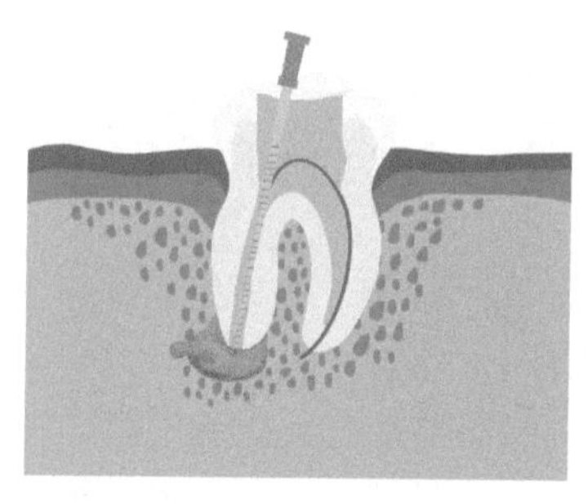

当断针离根管口比较近时，可以借助显微镜通过超声器械取出。

如果断针比较深、难以取出，只要原来根尖无明显炎症、根管清理干净，可以将充填材料与折断的针一起把根管封闭起来，同样可以达到根管治疗的目的，但须定时复查以观察其后期反应，极少数患者会出现疼痛肿胀等不适症状。如果折断的针大大超出根尖孔并成为刺激性异物，反复引起患牙根尖炎症，则需要考虑根尖切除术或拔除。

22. 治疗后牙不痛了，还需要继续治吗？

在治疗过程尚未整个完成之前，有些病人就会觉得患牙已经不痛了，可以不用再继续治疗，因而没有遵循医嘱，结果导致后期又出现该患牙疼痛情况。其实，根管治疗是一个复杂的过程，只有经过多次清理、彻底消除感染物后，才能封闭牙根管腔，防止微生物再次入侵。再者，由于牙齿根管形态多样、复杂，牙根尖部弯曲情况各异，患者务必积极配合医生的治疗，按时复诊，完成治疗的每一个步骤。

牙周篇

牙周基础知识

牙周疾病

牙周病防治

口腔保健

牙周基础知识

23. 什么是牙周组织？

牙周组织由牙槽骨、牙骨质、牙龈（俗称牙肉）和牙周膜四部分结构组成，其主要功能是支持、固定和营养牙齿。牙周组织是支持牙齿稳固生长的重要基础。

牙槽骨是上下颌骨包围上下牙根的骨质，每个牙根所在的牙槽骨位置称为牙槽窝。在健康的情况下，牙根生长于正常的牙槽窝内，牙齿与牙槽骨两者紧密牢固地结合在一起，使牙齿在进食咀嚼时能够承担咀嚼力量而不发生松动。当牙齿周围的牙槽骨发生炎症时，骨质就会变得疏松，逐渐溶解和自行吸收下沉，导致牙齿因牙槽骨的退缩而失去支持，出现松动，严重时可出现牙齿脱落。这就好比一棵长高的大树，如果树根周围出现了泥土流失，或土壤质地发生改变、破坏，树根就会渐渐发生松动，最后导致大树枯萎、倒下。

牙骨质是包绕在牙齿根部表面的一层较薄的骨样组织。其实牙齿是借助牙周膜纤维与牙槽骨紧密相接的，它的营养主要来自于牙周膜。当牙根部受到炎症的刺激时，牙骨质不但会发生自行破坏或增生，还会造成根部周围牙槽骨组织的吸收。

牙龈是覆盖在牙槽骨表面的一层很薄的软组织，呈粉红色，边缘呈弧扇形，质地坚韧、微有弹性，紧密地包绕着牙齿的颈部。两牙之间相邻的部分称为牙龈乳头，正常情况下牙龈乳头充满牙颈部之间的间隙，以防止异物进入牙缝。当牙龈发生炎症时，常会出现充血水肿、无痛性出血，并因牙龈退缩而造成牙根外露。不正确的刷牙方式可造成牙龈退缩，影响美观，还可使牙齿表面损坏而易敏感。

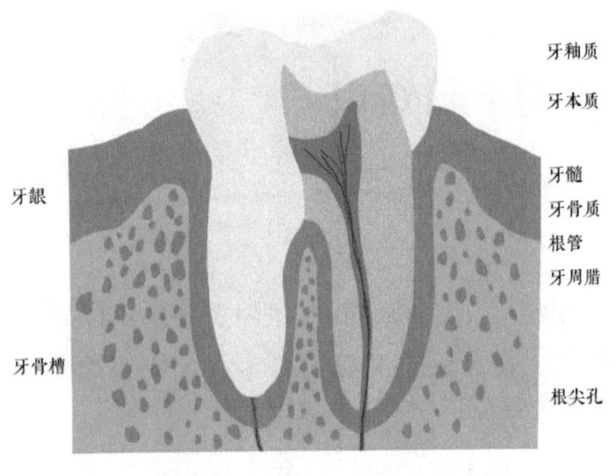

当牙龈乳头萎缩时，相邻的牙颈部会逐渐暴露出较大的间隙，易引起食物嵌塞牙缝。

牙周膜是包绕在牙根表面的一层很微薄的致密纤维结缔组织,具有一定的弹性，位于牙骨质与牙槽骨之间，一侧连接牙骨质，一侧连接牙槽骨。当牙齿受到强大的咀嚼力时，牙周膜能够缓解外界所产生的冲击，有利于牙齿牢固地稳定在颌骨的牙槽窝内。牙周膜还有营养牙体组织的作用。当牙周膜受到过大的咬合力时，会出现咬合创伤，导致牙齿松动以及咬合疼痛等症状。一旦牙周膜发生炎症破坏，胶原纤维被细菌溶解吸收，牙槽骨也会破坏、吸收，进而出现牙齿松动。

牙齿的神经、血管是通过根尖孔与牙槽骨和牙周膜的神经、血管相连接的，营养物质通过血液供给牙髓组织。牙齿和牙周组织有着非常密切的关系，无论是牙齿组织还是牙周组织，出现炎症时都会相互影响。所以想认识牙周疾病，要先了解牙周组织。

24. 什么是牙周病?

牙周病是指牙齿周围组织的疾病。目前，牙周病在中国的发病率在 90% 以上。牙周病最为常见的是牙龈炎和牙周炎，主要症状有刷牙出血，严重者自发出血，以及口腔异味、牙齿反复肿痛、牙齿松动等。

牙周病是一种“狡猾”而可怕的疾病，在早期几乎没有明显疼痛症状；到后期，牙齿会出现咀嚼无力、自行松动、脱落。牙齿好比是树木，而牙周组织好比是树根周围的土壤，若土壤出现流失或性质发生改变，就会使树根裸露，树根周围土壤被严重破坏，树木开始发生摇晃，牙齿也就出现松动、难以稳固。

25. 牙周病变有哪些特征？

牙周病发展过程示意图

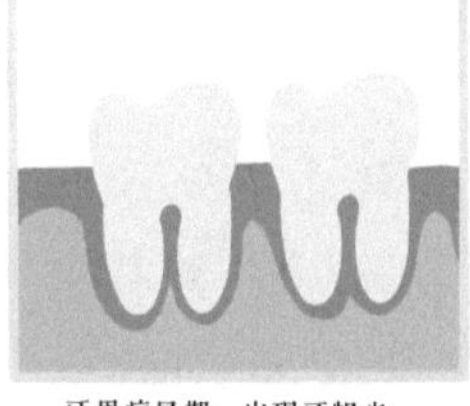

牙周病早期：出现牙龈炎、牙龈红肿或出血症状。

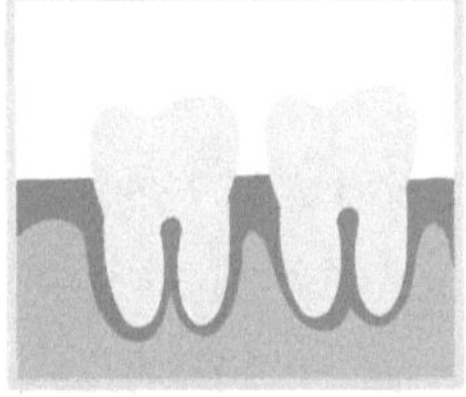

牙周病中期：出现牙周袋，有口臭、化脓等症状出现。

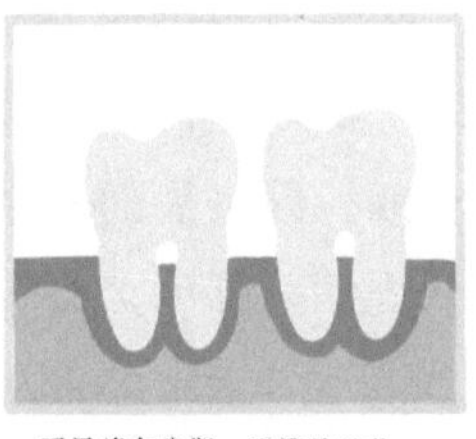

牙周病中晚期：牙槽骨吸收，牙齿松动。

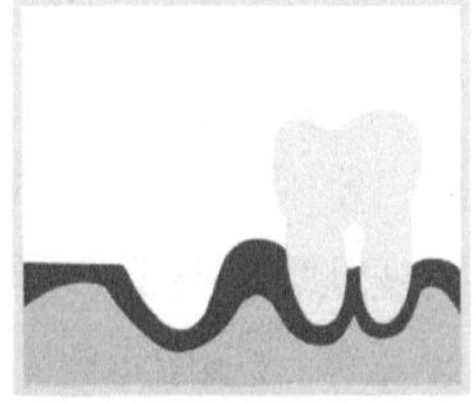

牙周病晚期：牙槽骨吸收，牙齿脱落。

牙周病是一种慢性、进行性、破坏性疾病，它是导致成年人牙齿丧失的主要原因。牙周病多开始于青年时期，其病程可长达十余年，甚至数十年。

牙周病的趋向一般先是侵犯少数、局部的牙龈，后才破坏多数、广泛的牙周组织，随着炎症的逐渐进展，病变的程度和范围也会加重加深。其发病特征是，炎症的发展呈周期性表现，以活动期和静止期间断交替的方式出现。

牙周病的病程，往往会因早期症状不明显而得不到充分的重视和及时的治疗，容易造成后期病情加重、疗效不佳的结果。

26. 牙龈炎与牙周炎有哪些区别？

牙周病根据局部炎症的轻重程度及范围不同，一般可分为牙龈炎和牙周炎两大类。牙龈炎属于牙周病的早期病变，症状和危害较

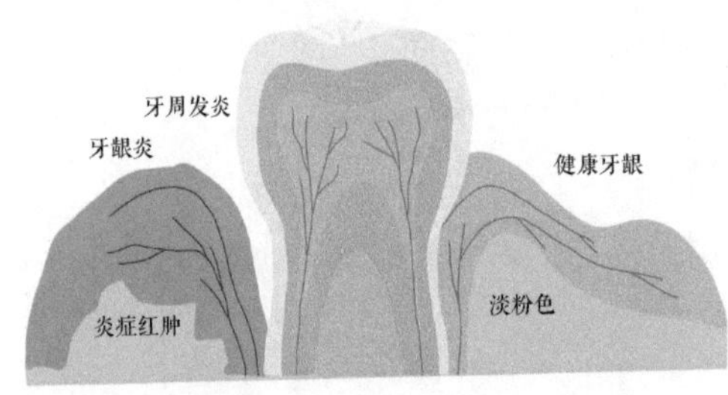

轻；而牙周炎属于牙周病的病变晚期，症状和危害较重。

牙龈炎是牙周疾病中最常见的一种，发病率高，几乎每个人在其一生中均可发生不同程度和范围的牙龈炎症，据统计人群中牙龈炎的发生率为70%~90%。牙龈炎发病的原因，主要是局部刺激因素牙结石的存在，通常以下颌前牙区最为显著。其病损一般局限于浅表的牙龈边缘，无深层牙周组织的破坏。在患病的早期，仅表现为牙龈边缘的慢性炎症：充血和水肿。当遇外界刺激如刷牙或咀嚼食物时，牙龈上微小的毛细血管破裂，从而导致间断性或持续性的少量出血、溢脓并伴随口臭。

牙周炎是由牙龈炎长期持续进展而发生的，此时深层的牙周组织被破坏，导致严重的牙周病。临床上比较多见的是处于中晚期的患者。由于牙垢、牙菌斑、牙石对牙龈的长期不良刺激，造成牙龈充血、水肿，龈沟因此加深而形成牙周袋，袋内聚集沉积着大量致病菌，细菌不断繁殖形成脓液而溢出，口腔会有腥臭味散发。牙周炎晚期，患牙会渐渐出现咀嚼无力、松动、反复脓肿等症状。随着病情进一步发展，患牙甚至会自行脱落。

27. 什么是牙菌斑？

说起牙周病的细菌致病因素，肯定会提到“牙菌斑”这个概念。究竟什么是牙菌斑？牙菌斑是沉积在牙齿表面的，含有许多细菌的一层薄而黏稠的生物膜，它们之间互相贴附、黏着、堆积，是一个软而未被矿化的细菌群体。

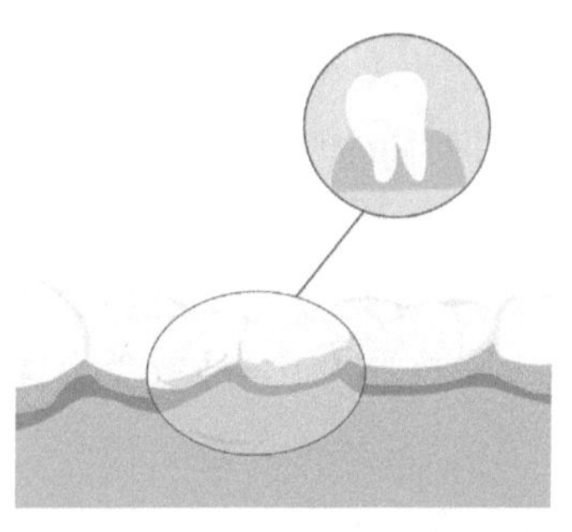

那么牙菌斑是如何形成的呢？口腔是一个复杂完整的生态环境，细菌在口腔内进行着生长、发育、繁殖和衰亡的物质代谢活动，口腔中的蛋白质吸附在牙面上形成一层薄膜，细菌就凭借着这一膜状结构紧紧地吸附在牙面，生长成熟，发展为牙菌斑。

牙菌斑常聚集于牙齿表面和相邻牙的缝隙内，特别是一些不易清洁的区域，如异位牙、错位牙、假牙修复体、种植牙及矫正器等周围。同时，膜上的细菌与细菌之间也是紧密连接的，它们能够在口腔中长期生存，抵抗药物的杀灭作用，破坏人体的防御功能。

28. 什么是牙软垢？

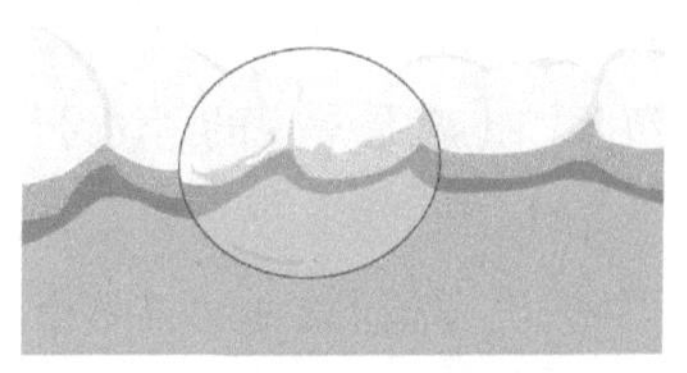

牙垢主要是由食物残渣、口腔黏膜的脱落上皮、唾液中的黏液素及细菌等混合堆积而成的，是一种柔软、乳酪状的污垢沉积物，肉眼可见，可呈黄白色、浅黄色或浅灰色，闻之有腥臭味。

牙垢因其质地疏松柔软而黏稠，黏着贴附力较弱，位于牙齿表面的部分很容易通过水流洗漱或刷牙等方法清理去除。附着于牙缝间隙、牙龈边缘、牙结石表面以及修复体和错位牙区域的软垢则不易被清除。软垢不及时清理可逐渐钙化变硬形成结石，一旦形成硬化结石就更难被洗刷掉。

对于软垢，过去人们认为是食物残屑堆积所致，但近年来的系列研究发现，受试者在并未进食的情况下，刚清洗过的牙齿表面数小时后就可检出软垢，因此软垢与食物残屑是不等同的。

29. 什么是牙结石？

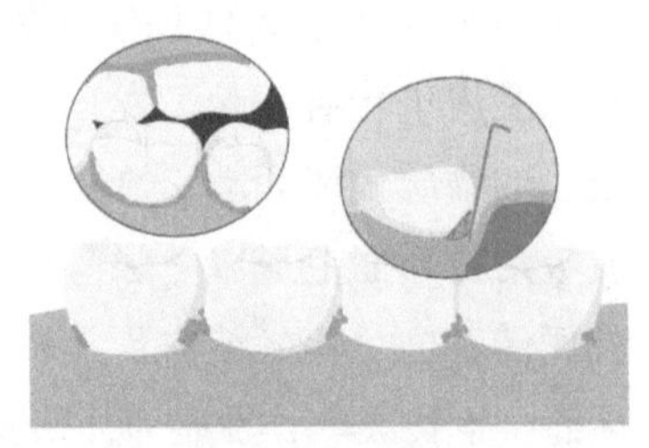

人们常听说有“胆结石”“肾结石”，然而牙齿竟然也会长结石，那它到底是怎么形成的呢？

牙结石是一种聚集于牙面或堆积在假牙修复体等表面的，已钙化或正在钙化的菌斑沉积物。它由口腔中的矿物盐逐渐沉积而成。根据牙结石沉积在牙龈的部位，其被分为龈上牙石和龈下牙石。位于龈缘之上的龈上牙石，一般体积较大，肉眼能直接看到，通常呈黄色或白色，亦可因吸烟或食物着色而呈深色；位于龈缘之下的龈下牙石，大多位于牙周袋内，肉眼看不到，需用牙周探针或者拍摄 X 线片才能查到，呈褐色或黑色，较龈上牙石体积小而硬，于牙面的附着比龈上牙石更加牢固。牙结石一旦形成，就难以通过刷牙的方式去除，而必须使用专业的超声波洁牙器才能清除，也就是常说的“洗牙”。

牙结石的形成，大多是因为平时口腔卫生习惯不良、牙齿排列不整齐、局部缺牙，也有修复体不良等因素。坚固的牙结石会长期压迫牙龈，导致牙龈组织的血液循环障碍，加上有大量细菌附着，会造成牙龈发炎，表现为红肿、出血、口腔异味。如果牙龈炎继续进展，可导致牙周组织的严重破坏，如牙龈退缩、牙周膜松弛、牙槽骨吸收，临床上则表现为牙根暴露、牙齿松动、咀嚼无力。

30. 什么是牙周袋？

牙周病由浅入深的发展与牙周袋的形成有着密切的关系。在正常状况下，牙龈附于牙齿的牙冠与牙根之间的交界处，即相当于牙齿的颈部位置。在牙龈上端，有 2~3 毫米的部分呈游离的半闭合状态，在这个位置上牙龈与牙齿组织之间形成一个浅窄而紧小的沟槽间隙，医学上称为龈沟。

如果炎症不予以清除和控制，那么它就会从龈沟沿牙根的深部向下持续扩展，使龈缘与牙面不再紧贴，形成超过龈沟正常深度的袋状间隙，称之为牙周袋。牙周袋是牙周病的发源地。

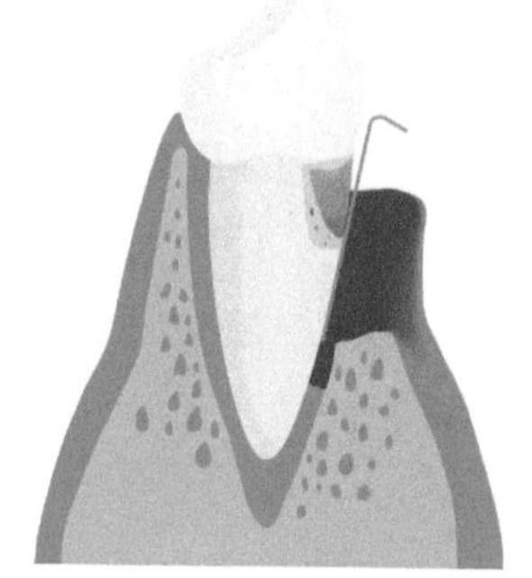

牙周袋的形成可使龈下牙结石长期存在，龈下结石的存在又会不断刺激牙龈产生慢性炎症，并逐渐向深部扩展，形成更深的牙周袋，更加容易造成菌斑堆积和滞留，从而使炎症进一步加重。随着牙龈的不断退缩和牙周袋的不断加深，牙周支持组织遭到的破坏是恶性循环式的，会使支持牙齿的主要组织牙槽骨发生快速、大量的溶解吸收。牙齿一旦失去了牙槽骨的支撑，就好像大树失去了土壤的保护，使得牙齿逐渐松动，最终导致牙齿无痛性自行脱落。这一进展是不可逆的，并且治疗效果也是不理想的。

因此，在牙周病的治疗中，不但要清除牙龈上方和牙周袋深部的结石，还要根据牙结石的数量、范围和病情严重程度，选择性地进行牙周翻瓣术。

31. 引起牙周病的因素有哪些？

引发牙周病的主要因素，包括长期不良口腔卫生习惯、食物嵌塞、不良修复假牙、不良种植牙、牙列拥挤、排列畸形等，这些因素可导致牙垢、牙菌斑、牙结石在口腔内大量滞留。牙周病的其他影响因素有年龄、种族、性别、吸烟、饮酒及药物等，另外也可由全身性因素所引起，包括贫血（白血病、血友病、恶性贫血、血小板减少性紫癜等）、内分泌失调（青春期、月经期、妊娠期）、代谢紊乱（肥胖、糖尿病）、药物反应（如长期服用抗癫痫药物苯妥英钠）、免疫缺陷、营养不良、遗传、结核、肾病等，有这些易感因素的患者，由于其自身机体免疫功能异常低弱，很容易使细菌入侵和损害牙周组织，从而导致牙周病的发生。

总之，牙周病是由多因素导致的一种疾病。无论局部因素还是全身因素，治疗时应该对个体进行全面的差异化分析，有计划地进行综合治疗，并定期追踪复查以巩固疗效。

32. 牙周病真正的“元凶”是谁?

口腔是一个有一定湿度、温度和黏稠度的生态环境，pH 值在 6.6~7.1，偏酸性，存留着大量的细菌。相关研究显示，一个正常人的口腔中有七八百种细菌，细菌总数达几十亿个。如果不认真刷牙，那么口腔中的细菌数量可能会比地球上人口的总和还要多。凡是暴露在口腔中的牙齿，不管是真牙还是假牙、种植牙，一定会受到细菌生物膜即菌斑的污染，它们是破坏牙周生态环境的真正元凶。

33. 哪些危险信号提示得了牙周病?

牙周疾病的临床表现，早期和晚期有所不同。牙周病的早期患者多无明显的不适感觉，而仅表现为：

（1）在刷牙、进食或咬水果时牙龈容易出血，一般会自行止住；稍严重者则在不刷牙或不吃东西的情况下轻轻吸吮就会自行出血。

（2）牙龈会有充血红肿，质地松软。

（3）口腔会有长期的腥臭味，牙面有牙结石堆积。

很多患者往往会因早期未有明显疼痛感觉而忽视症状，错失了良好的治疗时机，使病情进一步加重，到了后期就会出现下列现象：

（1）牙龈边缘与牙面会有较深的分离，形成牙周袋。

（2）牙龈周围反复肿胀、疼痛，挤压边缘处可有脓液溢出。

（3）牙齿会逐渐出现咀嚼无力、松动等，或咬食物时自觉有牙齿伸长并伴有浮动感，严重者甚至自行脱落。

（4）牙龈退缩，外观牙根暴露，牙齿变长、移位，牙缝间隙增宽、增大，食物嵌塞。

（5）如果重度牙周炎发生于上颌窦区域的牙齿，可导致上颌窦炎的发生。

（6）牙周炎破坏至根尖区可以导致牙周牙髓联合病变，出现牙神经发炎的症状，严重者可导致牙神经坏死。

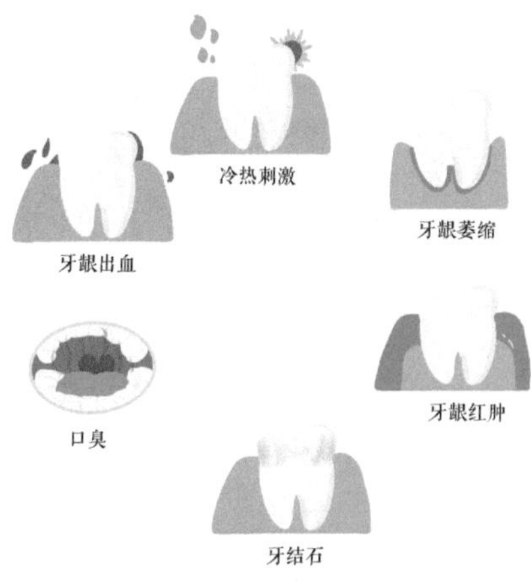

34. 牙周病的各期进展和表现如何？

牙周病的初始阶段，炎症局限、病症较轻，破坏未及牙槽骨，仅表现为牙龈炎症、红肿出血和口腔异味。此时因无任何疼痛不适的感觉，往往不被患者察觉，或者患者知道却常常忽视，造成延误和耽搁，进而逐渐发展成牙周炎。

牙周炎早期：从牙龈炎发展而来，主要表现有牙龈充血红肿、刷牙时轻轻碰触即会出血，多数的牙面牙缝可见有牙结石及软垢。

牙周炎中期：牙结石逐渐向牙根周围的牙龈堆积，形成牙周袋，开始逐渐破坏牙周膜，溶解牙槽骨，使得牙齿和牙槽骨之间的紧密结合变得疏松，久而久之牙齿会发生一定的摇动，在咀嚼食物时感觉无力且不稳固。此期如能早认识、早发现、早治疗，上述症状可以减轻，病程进展就可以减慢。如果继续不予以关注，病情将变得更严重。

牙周炎晚期：此阶段牙槽骨已受到相当严重的破坏，牙龈可出现反复脓肿，牙齿在咀嚼食物时有使不上劲的感觉，最后甚至还可

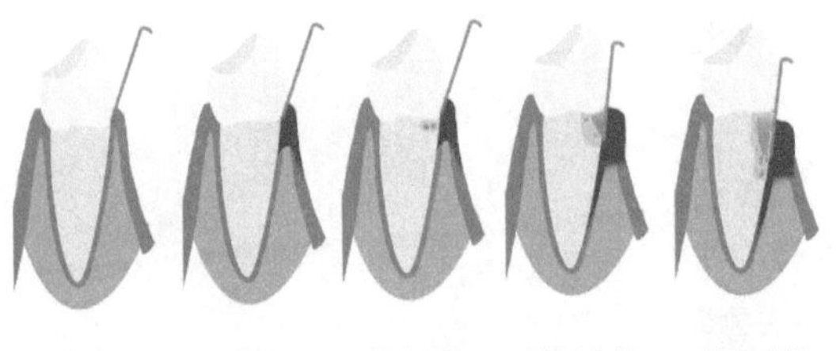

能自行脱落。X线片检查可以发现牙根周围的骨质明显流失，即炎症已侵蚀牙槽骨至牙根端附近。

35. 牙周病会遗传吗?

经过对牙周病患者的家谱追踪分析和临床观察，专家和临床学者发现：牙周病不是遗传性疾病，但牙周病常有家族史，遗传因素可增加个体自身对牙周病的易感性。某些特殊类型的牙周病，如侵袭性牙周炎，患者往往有家族遗传史，父母、孪生子女、同胞兄妹等均可共患此病。

遗传倾向可以简单地理解为，如果父母患有严重的牙周病，他们子女的机体对牙周致病菌的免疫功能就比较低下，一生中患上牙周病的概率很高，一旦患上则可能病情重、进展快，治疗效果相对较差。例如，有的人虽然口腔内满是牙结石，但牙周炎症状却不一定很严重；反之也有人口腔内几乎没有牙结石，而牙周炎症状却很明显。这种个体性的差异，主要是患者的遗传因素和所处的环境因素造成的。

当然，控制结石、预防炎症仍然是应对牙周病最基本和最重要的方法。父母有严重牙周病的年轻人，自己一定要有早期预防认识和防范风险的意识，自觉养成良好的口腔卫生习惯，并定期主动去医院检查牙周健康状况，做到早期发现、早期治疗，尽早控制，以延缓牙周病的发展，改善牙周病的症状。

36. 牙周病会传染吗?

牙周病本身不是传染性疾病，但牙周病患者的口腔内有致病菌存在，细菌可通过亲密接触而发生交叉感染，因此要杜绝口对口的喂养方式，吃饭时尽量使用公筷公勺，以减少直接或间接接触细菌的机会。

在牙周病的治疗过程中，不规范的术前检查程序和洗牙操作也可能传播传染性疾病。因此患者如果需要洗牙，应选择去正规的医院或诊所，他们在进行洗牙治疗前，会对每位患者做特殊的化验检测，项目包括肺结核、乙肝、丙肝、梅毒、艾滋病等。另外，使用的洁牙机头必须经过严格的高温高压蒸气灭菌消毒程序，规范的一次性密闭塑封独立包装严限一人一机次使用。只有做到这些，才能保证患者治疗的安全性。

37. 牙周病患者有哪些常见的心理误区？

对于牙周病，许多人有着不正确的认知和态度。牙周病早期的表现特点是，患者感觉对机体造成的危害很轻微，不会意识到防范的重要性。

人们平时会因为看病嫌麻烦，总想寻求一条“多快好省”不治自愈的捷径。因此有的患者只关注购买护牙产品，如高档的电动牙刷、冲牙器和各种漱口水，而不注意、不重视最基本的卫生习惯；还有的患者牙齿肿痛时，是先上药店买药吃。

这些都说明，我国国民的群体卫生意识还有待进一步提高，治疗牙周病首先要认清问题的症结所在。

38. 为什么说牙周病是口腔健康的头号无形杀手？

不少牙周病患者的就诊心理模式是，“疼痛程度强烈，就诊与决心同在；疼痛程度减轻，就诊与拖延并存”。牙周病的早期发展过程是缓慢的，对机体造成的影响是隐匿性的，一般不会产生明显的疼痛症状。因感觉不到问题的严重性，患者往往不会引起足够的重视，更不会有预防和治疗意识，其实这时危害已悄悄接近。炎症从牙龈开始发生，进展到后期，就会导致牙槽骨破坏、牙齿自行脱落。所以说，牙周病是口腔健康的头号无形杀手。严重的牙周病虽然不能完全治愈，但它在一定程度上是可控、可治的，有意义的积极治疗就是做好牙周病的早期防护，以免将来出现严重危害。

牙周病会因为牙龈退缩而使牙缝变大增宽，餐后常常会在牙缝间隙发生食物嵌塞，如果没有及时清理干净，会逐渐导致牙齿的邻面龋坏。牙周袋的感染还可通过根尖孔使牙髓组织发生炎症，即逆行性牙髓炎。牙周病还会对全身健康产生影响，可能会引发心血管病、糖尿病、阻塞性肺炎和慢性胃炎等疾病，甚至还可能引发老年痴呆症。近期有临床研究资料报道，牙周病会有引发身体其他部位器官癌变的风险。

牙周疾病

39. 牙槽骨发生吸收的原因是什么？

在人的一生中，机体骨组织的生长是一个新陈代谢的过程。在正常的生理情况下，牙槽骨处于一种自我吸收与自我再生的平衡状态，即在陈旧骨被吸收代谢的同时，新生骨会获得同量的改建再生，所以牙槽骨的体量在正常状态下基本保持不变。但在牙周组织有病变的状态下，牙槽骨吸收的速度会加快，而新生牙槽骨产生的速度会减慢，牙槽骨的体量趋于减少，这时就表现为牙槽骨组织缺损。

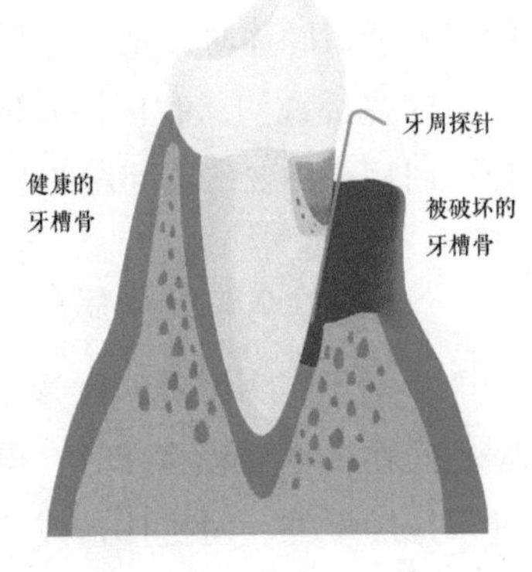

另外，牙周袋的形成有利于细菌繁殖和结石堆积，会造成牙槽骨进一步的破坏和溶解。

40. 牙周炎造成的牙槽骨丧失可以再生吗？

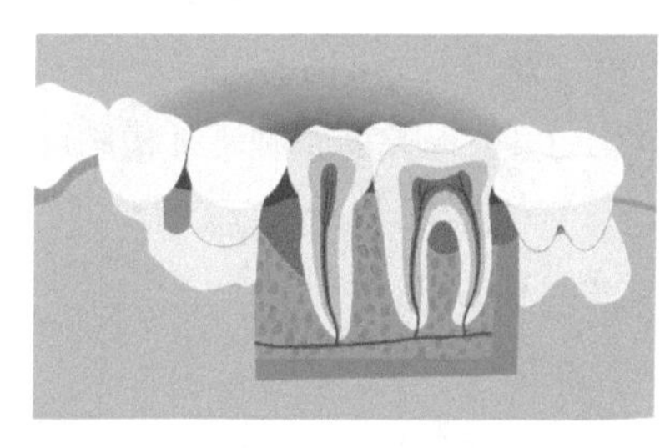

牙周组织中牙槽骨的再生一直是牙周治疗追求的理想和目标。临床治疗发现，早期通过手术，丧失后的牙槽骨是可以获得少量再生的，但在多数情况下牙槽骨的大量再生比较困难。这与临床上牙齿周围牙槽骨吸收的形式有关。

垂直型骨吸收形成的骨下袋有利于骨再生手术，术后效果较佳；而水平型骨吸收形成的骨下袋不利于骨再生手术，术后效果较差。牙槽骨再生的手术包括牙周翻瓣术、植骨术和引导性牙周组织再生术。植骨所用的材料主要为人工合成的生物材料——骨粉，它经过灭活处理，与人体的生物相容性好、安全度高，目前已经被广泛应用于临床。早期经过规范牙周基础治疗的患者，部分人也可获得牙周组织的再生。

41. 牙龈出血该怎么治？

牙龈出血是口腔疾病常见的临床表现。如果是牙周病所致的牙龈出血，应及时去除局部不良刺激因素，积极维护牙周健康。

需要特别引起重视的是，某些全身性疾病可能会引起口腔内牙龈出血，如高血压、糖尿病、肝性疾病及艾滋病、白血病、血友病、血小板减少性紫癜、再生障碍性贫血等各种血液病。此时应作相关的项目检查、明确出血原因，请相关科室医生会诊，及早对症治疗，以免贻误病情。

42. 什么情况下牙龈会发生流脓?

有的人牙龈经常会流脓，临床上常见的有以下几种情况：

（1）牙龈脓肿：多见于牙龈炎的早期；

（2）牙周脓肿：多见于牙周炎的晚期；

（3）冠周脓肿：多见于智齿重症冠周炎；

（4）根尖周脓肿（牙槽脓肿）：多见于根尖炎。

以上情况与牙周病的存在有直接或间接的关联，一旦发现应及时去医院就诊治疗。

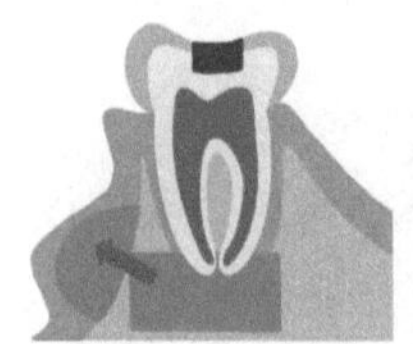
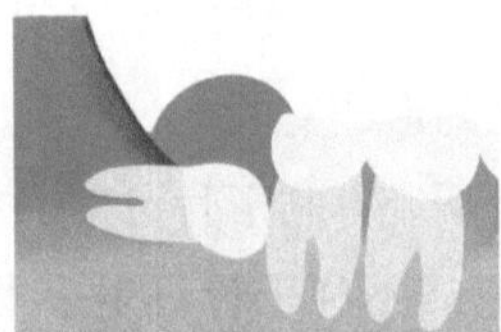
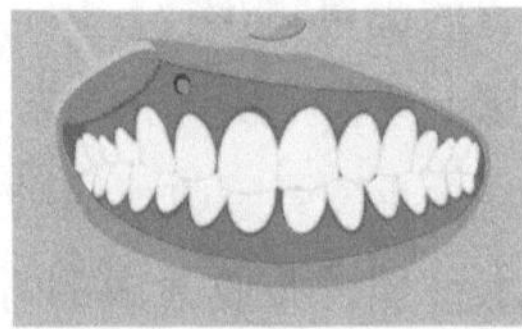

43. 牙龈颜色为何会发黑?

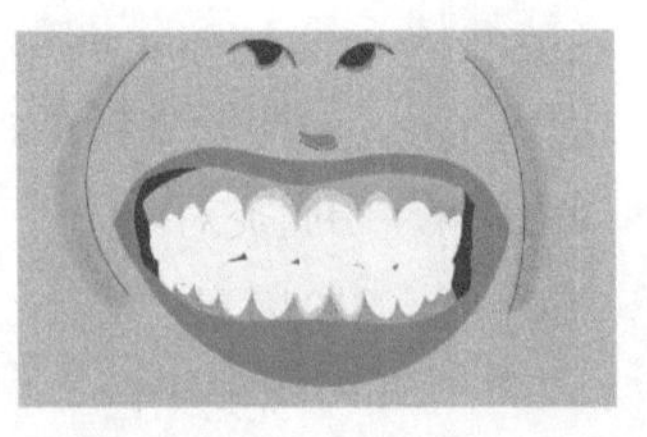

临床上会有患者发现牙龈发黑而来就诊。健康人的正常牙龈颜色是淡粉红色，少数人牙龈表面有弥漫云雾状的黑色素沉积，如果患者长期以来没有接触过任何刺激性物质和不良环境，这可能是由机体本身的内源性物质如黑色素和血红蛋白的含量变化所致。有的人在牙龈边缘有带状或线状的浅灰色或蓝黑色的色泽改变，那可能是因为来自机体之外的物质，如重金属盐类（铅、汞）、染料、烟草植物性色素和某些药物，经过血液循环沉积在牙龈。

一般情况下，临床上的这种牙龈色素改变往往无明显的不适症状，也无任何病理意义，因此无须作任何处理和治疗。但需要强调的是，如果牙龈或上腭部黏膜出现黑色素沉着区，表面变得粗糙隆起、容易出血或出现肿块，则应尽早就诊、及时治疗。

44. 牙周病容易引发哪些全身性疾病?

（1）牙周炎对于心血管系统的影响：近年来研究发现，牙菌斑是牙周病的元凶，而牙菌斑中的血链球菌可以促使血小板聚集，促使血栓形成。另外，其产生的内毒素和炎症物质均可能对血管壁造成损伤，临床发现牙周炎患者发生冠状动脉粥样硬化、急性冠心病和急性心肌梗死、亚急性感染性心内膜炎、脑卒中的比例要明显高于非牙周炎患者。

（2）牙周炎对于呼吸系统的影响：口腔与呼吸系统直接相通，牙周袋内的大量细菌可以直接进入呼吸道，对于一些免疫功能低下者或原来就有肺组织慢性疾病的患者就容易诱发肺功能下降，导致肺部慢性炎症加重。

（3）牙周炎对于消化系统的影响：在牙周炎患者的消化道内有一种寄生于牙垢中的细菌，称幽门螺杆菌（HP），它可随吞咽活动进到胃黏膜壁上，当机体免疫力下降时，可诱发慢性浅表性萎缩性胃炎、胃溃疡甚至胃癌。

（4）牙周炎对于内分泌系统的影响：糖尿病是牙周病治疗的另一个重要危险因素，血糖控制情况与牙周炎病情的轻重相关。伴有糖尿病的牙周炎患者，其牙周病变的严重程度明显要高于非糖尿病患者，牙周炎同时也是糖尿病的“第六并发症”。

（5）牙周炎对于免疫系统的影响：牙周炎与免疫系统疾病的发生也密切相关。当机体内的“捍卫者”不认识自体所产生的某些特定蛋白质时，会误把它当成外来“入侵者”而进行攻击，这就是医学上所称的自体免疫反应性疾病。如造成关节内硬骨质和软骨损伤的风湿性关节炎，如果牙周炎控制不好，关节炎的病情也会加重。

（6）牙周炎对于孕妇和胎儿的影响：国外的一些研究证明，有牙周炎的孕妇其早产或产下低出生体重儿的概率和危险程度均明显高于无牙周炎的正常孕妇。研究结果提示，牙周致病菌中的梭形杆菌产生的内毒素或炎症介质均可以通过胎盘导致炎症，从而感染妊娠妇女和胎儿。

45. 吸烟与牙周病的风险关系如何？

吸烟是诱发牙周病的一大高危因素，并可促进和加速牙周炎的恶化。有研究资料证实，吸烟者患上严重牙周病的概率比不吸烟者高出 5~7 倍，吸烟的累计总量和牙槽骨的破坏量之间也存在密切的正相关。这是因为，烟草中含有毒性物质一氧化碳、致癌物质亚硝基胺和成瘾兴奋剂尼古丁等，吸烟时摄入的有害物质和焦油烟雾不但直接刺激口腔黏膜，同时还会造成微血管的收缩，使牙周组织血流量减少。

另外，吸烟者口腔卫生一般较差，容易形成结石和牙菌斑沉积，成为牙周病的局部刺激因素，从而增加引发牙周病的风险，或加重牙周组织的炎症。

有研究数据显示，重度牙周炎的患者 85%~95%是烟民，因此要控制牙周病，必须先戒烟或减少吸烟量。对吸烟者来说，无论是非手术治疗还是手术治疗，其疗效都不能令人满意。

46. 口腔疾病所致的口臭原因有哪些？

据有关资料统计：80%~90%的口臭病因来源于口腔方面。临床上牙龈出血、牙周脓肿、坏死性龈口炎、智齿冠周炎、龋齿、牙髓炎、残根、残冠、牙槽脓肿、口腔溃疡、唾液腺炎、口腔干燥症、拔牙创伤感染、口腔手术后感染及口腔恶性肿瘤等口腔疾病，均可引起口腔异味。

多数人的口臭是由口腔卫生习惯不良、口腔卫生状况差引起，

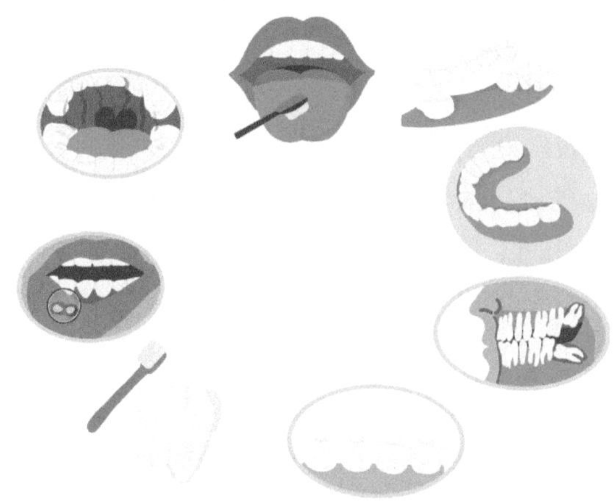

如平时饭后不漱口、不刷牙，时间久了细菌就会腐败发酵，产生大量硫化氢气体。

47. “塞牙”究竟有哪些危害？

“塞牙”会导致食物堆积和细菌入侵，可引起局部牙龈组织肿胀发炎，长久不作清理还可引起口臭、牙周脓肿、牙龈退缩、牙间隙增大、牙槽骨吸收和牙齿邻接面龋坏等。所以塞牙问题一定要及时解决。

48. “塞牙”了，该怎么解决？

对于牙龈萎缩严重、相邻间隙较大所造成的食物嵌塞，可在漱口、刷牙后使用牙线棒、牙缝刷或冲牙器清理，一定要持续保持牙间隙无食物残渣滞留。

对于因牙齿磨损不均匀所造成的食物嵌塞，可采用“磨改法”调整牙齿形态，修除过高的牙尖或陡峭锐利的牙冠边缘，以消除食物在滞留区的嵌入机会，预防龋坏和牙周病。

49. 孕妇可能会出现哪些牙周疾病?

据统计，孕妇的牙周病发生率很高，常见的牙周问题包括单纯性妊娠性牙龈炎与妊娠性牙龈瘤两种疾病。

怀孕妇女的妊娠性牙龈炎的发生率为 50%，临床表现为牙龈容易出现自发性出血，刷牙时经常有大量出血。怀孕后，由于体内内分泌发生变化，激素的水平升高，可引发牙龈毛细血管扩张，牙龈组织增生，全口牙龈组织表现为明显的暗红、充血、松软、水肿。然而不是所有的孕妇都会发生妊娠性牙龈炎，如果孕妇口腔卫生状况良好，没有结石等局部刺激存在，牙龈组织的炎症就不容易发生。也有些孕妇因怕出血不愿刷牙，这样反而会加重牙龈炎症的发展。因此，孕妇整个妊娠期及产后一段时间的口腔保健是非常重要的，应注重牙周健康的检查和维护，平时注意进餐之后的刷牙漱口，以保持口腔清洁，尽可能消除这些潜在的口腔隐患。

妊娠性牙龈瘤临床上相对少见，通常开始于妊娠期第三个月，即怀孕的中期，一般多发生在前排牙齿区域的牙龈上。它是由于牙龈组织原先的炎症与血管迅速增生而形成的，外观像鲜红色肉瘤瘤体，故常称之为妊娠性牙龈瘤。其大小不一，生长快速，虽然瘤状物有肿瘤的外形，像“瘤”，但在组织学上它却没有肿瘤的特性，而只是炎症和内分泌共同作用下的产物，其炎症诱发因素可能与孕前口腔内菌斑大量滋生和卫生状况差有关。

妊娠性牙龈瘤发生后，孕妇进食时会有异物感觉，妨碍咀嚼，容易咬伤，有时会大量出血。在孕期通常先作保守处理，一般情况下它会在孩子出生后逐渐消退而自然消失。如果不能完全消退，那么在分娩后可以考虑手术切除。

50. 孕妇应该如何防治牙周炎?

女性在备孕之前最好先去医院做一下口腔检查，根据牙齿、牙周组织的健康状况，进行预防性洗牙和患牙的相应治疗。这不仅对孕妇自身的健康有好处，而且对将来的胎儿也有好处。

怀孕以后，孕妇应该养成自我保健的良好习惯，尽可能做到每次饭后刷牙，以保持口腔清洁健康，降低早产发生的概率。因为怕出血而不刷牙，反而会造成牙龈炎的发生和加重。正常人每半年检查一次牙齿，孕妇最好 3 个月做一次口腔检查。怀孕期间孕妇是可以接受洗牙的！口腔有疾病者，最好选择在怀孕中期（4~6 个月期间）进行洁牙或治疗，相对比较安全。

除了怀孕期间要注意保养，对于产妇来说，在产后休息的月子期间，更要特别注意保持口腔卫生，并需要比平时做得更为仔细，除了正常的刷牙，每次吃零食等东西后也要认真漱口。

51. 宝宝的口腔卫生应该怎么做？

婴儿的口腔保健在出生后不久就可以开始。宝宝在长牙以前，可用浸沾清洁温水或淡盐水的柔软小棉签擦拭孩子的口腔黏膜，以去掉残留物。母亲喂奶之前也应清洁乳头，以免发生交叉感染。

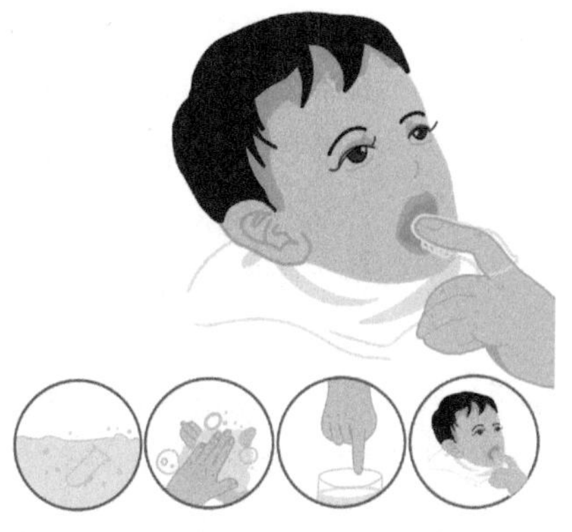

出生约 6 个月以后，宝宝乳牙开始萌出，可用婴儿指套牙刷来清洗牙齿和牙床，最好在喂奶后或饭后进行。约 2 岁半时，家长应该关注宝宝的上下颌牙齿是否全部萌出。在吃酸、甜、黏类的零食之后，要带领孩子做简单的刷洗。2 岁半以后，就可以慢慢教宝宝学习自己刷牙了。可选用小型软质的儿童牙刷，顺着牙齿的侧面上下轻刷，即上颌牙齿向下刷，下颌牙齿向上刷，以及时清除口

腔中的食物残渣，防止细菌发酵繁殖，破坏牙齿。帮助孩子从小养成自觉刷牙的良好习惯，对保护好“六龄齿”有很大的益处。

婴儿期应喂不含蔗糖的饮料与流食，婴幼儿的指套刷要勤换，餐具、毛巾等用品应定期消毒。有统计资料显示，牙龈炎最早发生的年龄段约在3~5岁，为了预防龋齿，应该每3~6月进行一次口腔健康检查。牙齿表面的窝沟是龋病的好发部位，有条件的话，在宝宝3~4岁时就可以让医生对第一、第二乳磨牙进行窝沟封闭剂涂布治疗。

52. 人老了，就一定会掉牙吗？

许多人认为，“老掉牙”是自然发展规律，即“一旦上了年纪，牙齿就会理所当然地老化脱落”。其实并非完全如此，有的人到了八九十岁，牙齿照样很好，“老”而不掉，然而有的人四十岁还不到就“老”掉牙，这个原因究竟何在呢？

确实随着年纪的增大，牙周组织会有一定程度的“生理性”萎缩，逐渐表现为牙根暴露，加之不良刷牙方法造成的磨损，可出现“冷酸过敏”，但这并不会引起牙齿的脱落。人到了老年，牙齿之所以会松动、脱落，主要是由牙槽骨组织长期炎症造成的。有些患者可能在年轻时就已经患上牙龈炎，当时由于无明显症状和无自我不良感觉，没有进行积极治疗，或者曾经断断续续接受过治疗，但是不规范、不系统，随着年龄的增长，相应的炎症症状不断加重，此时再高档的仪器、再精致的治疗也无法恢复被破坏的骨质了。

现代临床医学研究表明，一半左右的牙齿不是“老”掉的，而是由牙周病发展趋于严重所导致的。如果在牙周病初期就开始接受定期检查和护理，并一直保持良好的刷牙卫生习惯，那么即使上了年纪也不会发生“老掉牙”的情况。

53. 矫正牙齿前为何一定要先控制好牙周炎?

如果牙周炎患者在炎症没有得到良好控制的情况下就开始进行矫正（正畸），那么势必会加重原先的牙周炎症，这样在正畸外力的牵引下，牙齿会发生松动或松动更加明显，以后还可能会出现牙槽骨吸收，使牙周病变的进展加快加深。

在正畸过程中，因为对牙齿施加了微小的牵引力，受力牙肯定会有一定程度的松动，这种轻度松动是可控可逆的，停止加力后可以自然恢复，而牙周病所导致的松动却是不可逆的，严重的甚至会导致牙齿脱落。所以，准备矫正牙齿的患者，每次吃完东西后都应该仔细刷牙，去除口腔里的食物残渣及牙面上的菌斑，这样才能持久保持口腔清洁，达到防止牙周病变发生的效果。

总之，在正畸治疗前一定要先控制和治好牙周炎，在炎症处于稳定期时医生才能进行矫正，不关注牙周情况就盲目进行正畸治疗，风险极大。

54. 矫正牙齿期间，应如何防治牙周病?

正畸患者在整牙期间，会因为戴用固定矫正装置感到刷洗牙齿很不方便，口腔卫生相对会比平时做得松懈。

如果在矫正期间不及时将残留在矫正器牙面和牙缝周围大量的食物残渣碎屑清除干净，时间长了便会造成牙龈炎、牙周炎，甚至大面积龋齿等不良后患，因此医生会要求正畸患者，每次饭后不但要及时刷牙，更要注意清洁矫治器周围，特别是弓丝下方、托槽缝隙内、后牙带环的龈缘处，以及排列不齐的牙齿和拔牙后的位置。这些位置用普通牙刷很难清洁到位、达到满意效果，所以要用专门的牙间刷和冲牙器同时进行清洁和护理口腔。对于佩戴活动保持器的患者，应该在吃完东西后将其取下、刷洗干净，以保持正畸过程中的口腔清洁。

总之，每天都应该在三餐饭后及时刷洗（3 次刷牙），每次刷牙应该持续 3 分钟以上，每个牙齿的 3 个面都要刷到、刷净，这样就可以将食物残渣碎屑及时有效地清除掉，确保每个牙面都干净。在决定正畸治疗之前，必须完成牙周基础治疗。对于较为严重的牙周炎，在基础治疗后至少需要观察 6 个月，通过牙科医生的评估后才能进入正畸。此外，在矫正过程中，还须根据口腔卫生维护情况及牙周破坏严重程度，定期洗牙，为正畸的顺利进行保驾护航。

55. 在矫正期间需要洗牙吗?

轻度牙周炎患者或牙周健康者，洗牙的间隔时间为半年至一年。但正畸期间，由于佩戴了固定矫治器，使日常刷牙的简单动作变得相对困难，不利于口腔的清洁卫生，增加了菌斑、软垢和牙石在牙面和牙缝处堆积的机会，同时也增加了清除菌斑的难度，牙龈很容易发生红肿、出血等炎症症状。因此，矫正期间必须定期洗牙，每 2 个月进行一次。

56. 牙周病患者是否可以种植牙齿?

对于牙周炎患者来说，由于长期的炎症造成牙槽骨普遍丧失，会导致牙齿逐渐松动，甚至自行脱落。牙周病处于活动进展期时，炎症通常呈感染状态，是禁忌进行种植、修复或正畸手术的，必须在经过治疗并得到明显有效的控制后，才能进行种植、修复手术。牙周炎严重的患牙往往伴有一定范围和程度的牙槽骨破坏，即骨质缺损，如果植牙会引起种植体周围龈缘和龈乳头退缩，还会影响种植修复后的美学效果，因而在种植手术时多需要采取植骨术、异种骨或自体骨移植术来恢复牙槽骨的高度，有时甚至还需要采取软组织移植方法来改善和恢复牙龈的形态。

因全身系统性疾病（如糖尿病、骨质疏松症、血液病、遗传性疾病等）并发的牙周炎，会使骨组织自我修复能力降低，牙周骨质组织破坏后很难形成新的骨质，如果前期没有经过牙周基础治疗就进行种植、修复或正畸等治疗，那么其后期的疗效肯定是不稳定的，强行种植将会面临失败的风险。

牙周病防治

57. 洗牙后牙周和牙齿会有些什么变化？

（1）洗牙后牙缝会不会变大、牙根会不会变长？

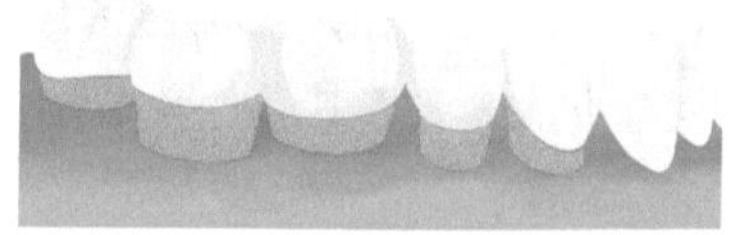

当原本占据牙缝间隙较多的牙石被清除干净后，有的患者会觉得牙缝的空间骤然变得很大，牙根看上去似乎也比原先伸长了很多。其实，这与洗牙之前牙缝内牙结石堆积的数量及原来已经存在的牙龈退缩的程度相关，与洗牙本身无关。原来牙结石的量越多，牙龈退缩就会越明显，洗牙后的牙缝就会越大，显露出的牙根就会越长。

（2）洗牙后怎么会遇冷酸疼？

洗牙后牙齿遇冷会出现酸痛，其原因是结石清除后，肿胀的牙龈消退，使暴露的牙齿根部表面没有了保护层。因此在洗牙后，短期内别吃过冷、过热、过酸的食物，牙齿组织有自行修复的功能，一段时间后会形成新的牙本质，几周之后不适症状就会减轻，慢慢恢复到原有的状态。对敏感症状严重者，可以用脱敏牙膏作局部涂抹。

58. 洗牙后牙齿可以变白吗？

洗牙主要是把牙齿表面附着的色渍、牙菌斑和牙结石等有害异物清除掉，使牙齿、牙周保持健康的良好状态，但临床上有人会过分地追求洗牙后的观感效应。洗牙后牙齿能否“变白”，首先要判定牙齿表面发黑的原因是什么。

一种是外源性的色素着染所造成的，如经常抽烟、喝茶、喝咖啡、服用汤剂中药，食用各种含有色素的饮料及酱油、米醋、黄酒等调料，这类情况通过洗牙处理后，可以达到“变白”的感觉，效果比较理想。

另一种是内源性的，常见的是牙齿的龋坏，牙齿表面颜色呈棕褐色或深黑色改变，牙齿质地因腐蚀而变软，形态因龋坏而缺损，需要通过去除腐质、修复形态的办法来处理。如果颜色加深、发黄发暗但牙齿本身的质地仍然坚硬，如氟斑牙、四环素牙、外伤后或杀过神经的死髓牙，这类情况不可能通过洗牙处理来达到美白的功效，如果需要作牙齿美白治疗，则要通过漂白处理、贴面或牙冠修复等方法来改善其着色效果。

59. 洗牙时会有疼痛和出血吗?

如果牙齿健康状况良好，洗牙时牙齿基本上是没有什么感觉的，不过由于超声波工作尖的振动刺激，个别患者可能会有轻度酸痛的感觉。如果个别患牙原先就有冷热刺激痛，往往会在洗牙时或洗牙后出现更加明显的疼痛，这时医生就需要作进一步的拍片查诊，确定是否有其他原因存在，以防被患者误解。

正常情况下，健康的牙龈不会出血。如果平时刷牙或不刷牙都有出血现象，那么在洗牙时必定会有出血情况，其出血程度跟牙结石的量或牙龈炎症的程度成正比，而与洗牙本身的刺激或创伤无关。

60. 洗牙后，牙齿会松动吗?

有人觉得，洗牙之前牙齿是牢固稳定的，而洗牙之后却出现松动。这是为什么呢？这是因为，原先的牙齿是通过像水泥一样结实的结石，把原先处于松动状态的牙齿紧紧“粘接”，凝固成一个“稳固”的联合体，所以才会觉得洗牙前牙齿长得很“稳固结实”，没有松动。如果洗牙时牙槽骨吸收超过牙根长度的1/2，那么在去除这些结石后，牙齿就会显得松动。

洗牙的原则是尽可能彻底地去除牙齿周围的结石。当结石被清除、炎症逐渐被控制后，牙槽骨组织会变得结实，松动的牙齿自然会慢慢趋于稳固。

61. 洗牙后为什么还要抛光？

很多人洗牙后，就觉得万事大吉了，其实洗牙后还有重要的一步——抛光，抛光能让牙齿表面变得光滑整洁，可以在短时间内防止菌斑重新聚集和附着。

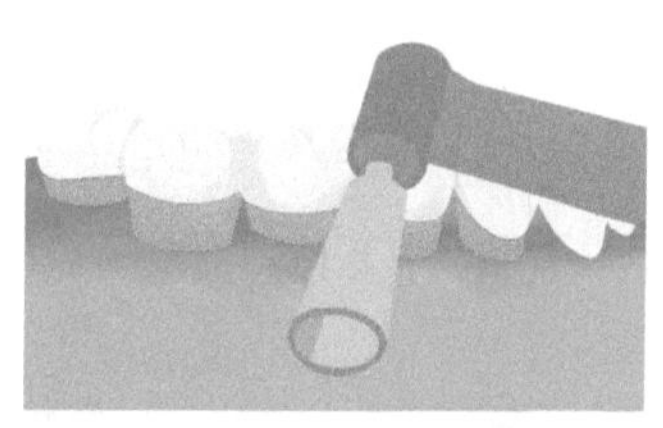

从显微镜下可以发现，经过超声波洁治后的离体牙，在其表面常常会遗留细小的粗糙划痕、微量的色素菌斑和细小的残余结石，容易导致新的菌斑沉积聚集和色渍附着，因此必须用专门的抛光器光洁牙面。

62. 只要经常洗牙就能治好牙周病吗？

把洗牙等同于牙周治疗是错误的认识。对于牙龈炎，大多数通过洗牙就可以达到治疗目的；对于患有牙周炎、已经形成牙周袋的牙齿，则必须结合龈下刮治、根面平整，甚至牙周翻瓣、牙周植骨、隧道成形术等方法消除牙周袋。除此之外，还需要患者积极配合，严格保持口腔卫生，才能达到治疗牙周病的目的。

63. 为什么洗牙后没多久，牙龈又会出血？

洗牙后，如果不注意自我口腔保健，认真维护治疗效果，那么在几周或几个月内，牙龈可能又会出血。

牙周病属于慢性疾病，在治疗程序上没有“多快好省”的捷径。清洗结石只是治标，获得的是短期疗效，容易做到；饭后刷牙才是根本，获得的是长期疗效，但要坚持。洗牙，牙周发炎只是好一阵子；刷牙，牙周才能够健康一辈子。

在临床治疗上，医生不仅仅是牙结石的清洗工，更是口腔卫生和牙周健康的重要指导者。只有让患者对口腔卫生建立正确的认识和理念，养成每次餐后刷牙的良好习惯，学会使用相应的护牙工具，才能保证治疗后有持久的效果，从而最大限度地防止牙周病的复发。日常生活中坚持刷牙，其效果比一年洗十次牙更为显著。

64. 除了洗牙，还有什么治疗牙周炎的办法？

治疗牙周炎，首先要洗牙。洗牙后需要对牙周袋、牙松动度、牙根分叉病变指数、菌斑指数、出血指数、牙槽骨吸收程度等指标进行评估，然后根据指标作系统的牙周治疗。主要包括：

（1）拔除没有希望保留的患牙；

（2）龈下刮治及根面平整；

（3）消除局部刺激因素，如拆除不利于牙周健康的修复体、治疗龋齿等引起食物嵌塞的因素、矫正畸形牙列；

（4）纠正不良习惯，如吸烟、口呼吸等；

（5）牙周手术，如引导骨组织再生术、结缔组织瓣移植术、隧道成形术、牙周骨成形术等。

65. 咀嚼口香糖能代替刷牙吗？

无糖型口香糖在一定程度上具有清洁牙齿和消除口腔异味的作

用，但是它代替不了刷牙。研究表明，嚼口香糖只能减少口腔内细菌量 40%左右，而认真刷牙可以减少细菌量 70% 左右。如果用嚼口香糖来代替刷牙，牙面上的牙菌斑将长期得不到有效清除，唾液中的矿物离子会将牙菌斑矿化，从而形成牙结石。

目前有很多口香糖其甜味剂的主要成分是蔗糖和果糖，而糖类正是破坏牙齿组织的因素之一。实验资料也证明，长期、过多、不适当地嚼含蔗糖或果糖的口香糖，会增加牙齿龋坏的概率。现在有一种新型口香糖，它不含蔗糖和果糖，而是以不致龋的山梨醇、木糖醇等作为甜味成分。研究证实，木糖醇还能阻止牙菌斑形成。如果在饭后嚼这种口香糖，可以起到一定的预防龋齿的作用。

66. 饭后漱口能代替刷牙吗？

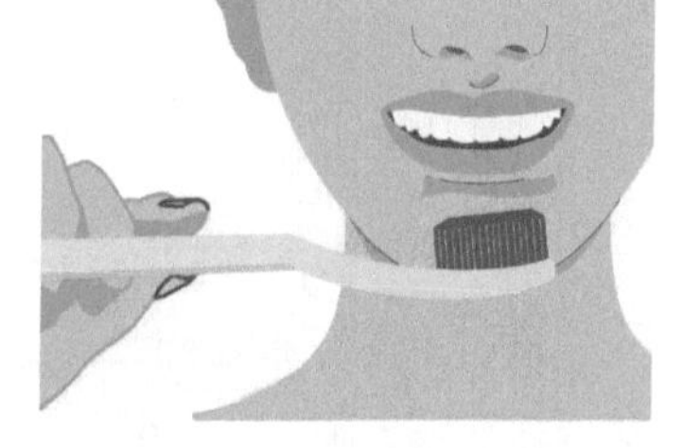

漱口是通过液体含漱来清洁口腔的方法。通过漱口可以清除部分食物残渣、软垢、黏液和异味，但漱口不能代替刷牙，因为它不能有效地清除已经在牙面上形成的牙菌斑。

牙刷通过机械摩擦方法来去除牙菌斑；而漱口液无法进行这种摩擦，也无法清理牙龈深部位置的细菌，因此无法较全面地去除牙菌斑。漱口液中的某些化学成分在一定程度上能起到抑制菌斑形成和控制牙龈炎的作用，但其化学清洗作用远远达不到刷牙的物理清洗作用，所以正确有效的日常刷牙是必不可少的。

统计资料表明，漱口液能起到辅助口腔清洁的作用，但只有 39% 左右，而长期使用药物性漱口液还会有口腔内菌群失调、味觉降低等副作用。

67. 如何把握好刷牙的黄金时间?

多数人的刷牙习惯是一天 2 次，早晚各 1 次。日常生活中，人们一般早上 6~7 点起床，到晚上 9~10 点睡觉。如果是早晚刷牙，中间就有 15~16 个小时间隔，在这段时间里是没有刷牙清洗的；而从晚上 10 点到早上 6 点，期间又有约 8 个小时的时间，口腔基本处于休息状态。研究发现，洁牙后新的牙菌斑最快可在 6 小时左右重新生长、附着，牙结石则最快可在 12 小时左右重新形成，所以早晚各刷 1 次牙从时间上说不太符合清除牙结石的要求，而牙结石一旦形成就难以被清洗刷除。

牙周病治疗的核心是及时消除牙菌斑和尽可能地控制其再生长。如果能够在每餐饭后（早餐、中餐和晚餐）及时刷牙，那么每次刷牙的时间间隔约为 5 小时，就能有效地控制牙菌斑的生长，从而最大限度地阻止牙结石的形成。因此，刷牙时机应该是起床后 1 次，三餐饭后各 1 次，这个 1+3 的法则是比较合理的。

68. 天天刷牙为什么还会长牙结石?

很多患者经常会问：“我刷牙一天 2 次，并且很认真，为什么还会长牙结石呢？”“我洗牙没多久，怎么又有牙结石了？”那么，每天刷牙真的就不会长牙结石了吗?

其实，刷牙并不能完全代替洗牙，因为牙齿与牙齿之间存在着许多清洁盲区，仅靠刷牙是难以清除干净的，如牙缝、牙列不齐、假牙、矫正器、种植牙等区域，最容易形成菌斑、牙垢和牙结石。

虽然刷牙是自我清除牙菌斑的主要手段，但是单纯的刷牙只能去除牙齿上的食物残渣、减少软垢或牙菌斑，减慢牙结石形成的速度，却不能阻止牙结石的形成，更不能清除牙结石。去除牙结石最有效的办法，就是定期去医院做洁牙治疗，即“洗牙”。

69. 牙菌斑平时应该如何清除?

日常生活中控制牙菌斑有两种方法，即物理机械清洗法（刷牙、洁牙和刮治）与化学抑菌法（辅助性药物）。常用的化学药物有 3% 过氧化氢溶液（双氧水）、3%~5% 碳酸氢钠漱口液（小苏打）、洗必泰漱口液（氯己定）、甲硝唑漱口液、聚维酮碘含漱液等。

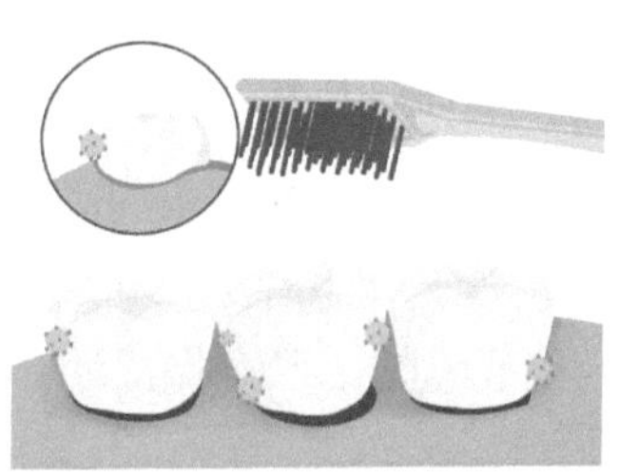

70. 如何消除牙结石的危害?

未经治疗的牙周炎患者，经常可看到有大量粗糙的结石附贴在牙面上，结石长期紧压着牙龈，使其产生炎症，如红肿、出血、化脓等。结石还可促使牙周袋形成和牙槽骨吸收。牙结石一旦形成，就只有通过专用器械才能将其清洗干净，仅通过刷牙的方式是难以将其清洗的。

牙结石及附着在牙结石表面上的菌斑是引发牙周病的真正元凶。因此，我们不但要在治疗中去除牙结石，还应在日常生活中保持良好的口腔卫生习惯，餐后及时刷牙，以防止牙结石的再形成和再生长，这样才能有效地控制牙菌斑。这不但是口腔保健最关键、最有效、最简单的方法，而且对预防牙周病的发生或复发也有着很重要的意义。

71. 牙周病治疗后为什么容易复发?

很多人误以为，每半年或一年洗一次牙就是牙周炎治疗了。其实治疗后的牙周健康能否持久，既取决于医生专业、精心的治疗，也取决于患者能否坚持自我口腔卫生保健的习惯。两者缺一不可，只有这样才能达到既治标又治本的切实效果。牙周病治疗想取得良好持久的疗效，患者必须积极参与、主动配合，让自己成为维护牙周健康的第二卫士。

养成良好的口腔卫生习惯，牙周病的治疗已经成功了一半。牙周炎具有长期反复发炎的特点，因此需要终身维护，定期检查，及时治疗。让患者认识和重视牙周病易复发的特性，对于治疗后维护效疗的稳定、长久保持牙周的健康是非常重要的。

72. 预防牙周病复发的关键是什么?

目前有些基层医院在治疗牙周病过程中，临床医生只关注专业的操作治疗，却忽视口腔健康宣教，而后者恰恰是牙周病成功治疗的一个不可缺少的关键环节。

首先要有预防的认识和理念，养成饭后及时刷牙的良好习惯，然后再进行基础临床治疗，防治结合、防治同步，这才是规范的牙周治疗。临床牙周治疗要真正落实到位，必须让患者建立良好的依从性，这往往是治疗成功的开端。作为患者，既要相信医生，也要努力配合。有了良好的口腔保健习惯，治疗后的牙周才能处于持久稳定的健康状态。

73. 牙周病可以治愈吗?

牙周病是一种慢性感染性疾病，病变过程漫长，可长达数十年，或者终身伴随。

牙周病在早期是可防、可控、可治的，其初期症状只表现为牙龈轻微红肿、刷牙时牙龈有出血，如果这时能予以规范的专业治疗，炎症基本上是可以控制的，甚至完全终止或治愈。但是由于牙龈炎早期病情较轻，所以往往容易被忽视。一旦发展到牙周病的晚期，即重度牙周炎阶段，就会出现咀嚼无力、牙齿松动，甚至牙周反复脓肿等现象，此时临床检查可发现有较深的牙周袋形成并伴有中度以上的牙槽骨破坏吸收，且牙槽骨质组织破坏会不断地加快加深。可怕的是，这种进展是不可逆的，临床只能通过手术治疗的手段来延缓破坏的进展，而不可能使其牙槽骨组织重新生长并恢复到原来的正常水平。因此，牙周炎一旦进展到重度阶段，治疗效果就相对较差，难以治愈。

74. 牙周病的治疗需要多久?

牙周病的治疗，首先要由牙周专科医生对牙体和牙周组织的健康状况及破坏程度作一番了解与评估，如拍摄全口牙片、测量牙周袋深度等，之后再来拟定治疗计划。牙周病的治疗大致可分为四期:

第一期是牙周基础治疗，尽可能将所有的牙面结石去除干净。在洁牙前，应该先将异常智齿、残根、残冠等拔除，将不良修复体拆除。然后，用超声波洁牙器进行全口洗牙，用刮治术和根面整平术去除牙周袋深部的结石。同时为了获得持久良好的疗效，应该告诉患者要积极配合治疗，建立正确的口腔清洁卫生理念。除了培养饭后刷牙的习惯外，还应指导患者熟练掌握、正确使用牙线棒、冲牙器等护牙工具。

第二期是牙周手术治疗。牙周袋较深的患者，需要通过牙周翻瓣术将结石及增生的炎症组织除去。这种牙周手术一般只需局部麻醉，在门诊即可施行。手术中须将牙龈组织适当翻开，目的是更加彻底地刮除牙周深部的结石和肉芽组织。若患者牙槽骨严重缺损、丧失，则可选择置入人工骨粉和牙周再生膜，以引导牙槽骨组织再生长，建立新的牙周组织。

第三期是牙周修复治疗。通常在牙周手术后 2~3 个月时进行，因为此时牙周组织的形态和位置已基本稳定，可以对缺牙、松动牙进行修复治疗和固定了。牙齿排列严重不齐、牙异位需要正畸的患者也可以在这个时期进行矫治。

第四期是牙周维持治疗。这一期也称牙周维护期，是根据复查发现的问题制定治疗计划并进行治疗，同时针对患者在执行口腔卫生措施中存在的问题给予指导。

上述治疗过程通常需花 3~6 个月的时间才能完成，与治疗同样关键的是疗效和成果的后期维持。

口腔保健

75. 服用抗菌药物能治疗牙周炎吗?

牙周炎是因牙菌斑堆积而引起的牙周组织炎症，按理来说，只要使用抗菌素就能抑制细菌生长、控制感染和阻止病变的发展，但实际上并非如此。

由于产生致病源和病变的部位主要在相对深而窄的牙周袋内，而口服抗菌素的作用是全身性的，药物在局部的有效浓度相对较低，无法阻止菌斑的繁殖生长和再聚集，难以真正达到持久的治疗效果。另外牙周病是慢性的，长期服用抗菌药物治疗是不可取的，因为药物对机体全身有很多的毒副作用。临床上，只有当牙周病引起全身急性感染时，如牙周病合并糖尿病、艾滋病、风湿性心脏病等全身疾病时，为了控制和预防全身继发感染，才考虑选择使用抗菌药物，且要与系统的局部治疗同时进行。

牙周病的药物治疗原则，一般是以局部的基础治疗为首，如洁治、刮治、根面平整等专业治疗，必要时才考虑全身抗菌药物的使用。局部治疗法有助于清除牙周袋壁内聚积的细菌。临床上对于症状较严重的患牙，是将抗菌药物置入牙周袋的深处，使糊状或液体制剂浸入局部，以杀灭牙周袋底部及根分叉处的残余细菌，消除炎症，促进愈合。

76. 电动牙刷和手动牙刷哪个更好?

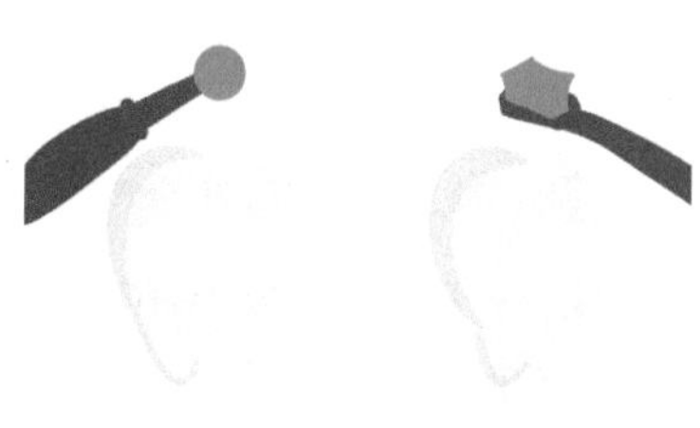

电动牙刷起初是专门为老年人、儿童、久病卧床和肢体活动不便的人设计生产的。它模仿了人手的运动形式，通过刷头震动和旋转来清洁牙齿，与普通牙刷相比较，它有自动旋转、定时、力度控制和方向智能等模式，具有使用省力、操作安全、不易划伤牙龈等优点。

那么电动牙刷与手动牙刷究竟哪一种更好？相关统计显示，两者的刷洗效果是相似的，没有确切的数据能够证明电动牙刷比普通牙刷更容易刷干净。因此，对于牙刷种类和款式的选择，广大患者还须根据自身的使用习惯和具体情况来决定。但对于微心脏搭桥手术、安装心脏起搏器的患者，不建议使用电动牙刷。

77. 怎样选择药物牙膏?

药物型牙膏根据加入药物的不同，大致可分为 4 类。

（1）防龋类药物牙膏。这类牙膏中加入了以氟成分为主的防龋类药物，常见的有氟化钠、氟化亚锡、单氟磷酸钠等。

（2）脱敏镇痛类药物牙膏。这类牙膏中加入了以制酸脱敏和镇痛成分为主的药物，常见的有氯化锶等。

（3）消炎止血类药物牙膏。这类牙膏中加入了以消炎、止血成分为主的药物，如中华药物牙膏等。

（4）除臭除渍类药物牙膏。这类牙膏中加入了去除污渍和防腐除臭的药物，常见的有叶绿素牙膏、去烟渍牙膏等。

一般而言，身体健康者可选用普通牙膏或防龋含氟牙膏；容易发生龋病的患者，可以选用含氟的牙膏以防龋；牙齿酸痛过敏的患者，可选用脱敏牙膏以防酸痛不适；刷牙出血的患者，可选用消炎、止血类药物牙膏，以治疗牙龈炎或牙周炎；有口腔异味或长期抽烟、喝茶饮酒习惯的人，应该选用除臭除渍、芳香类药物牙膏。

78. 为什么使用牙签剔牙不好？

牙签一般用竹或木制成，质地坚硬，外形粗大，制作质量不好的话表面会有粗糙的毛刺，容易损伤牙龈，更不能紧贴牙面进入弧形弯曲的牙缝间隙内，有时还会因使用的方向或力度不当造成尖端折断，戮入的残留物嵌在牙缝内难以取出，从而造成局部刺激性牙龈炎症。

另外，对于已有牙龈炎症的患者来说，长期反复用牙签拔弄牙缝，会出现一个不良的循环：牙签越剔，牙缝越大，牙缝越大，就越容易嵌塞食物，越塞就越要用牙签来剔牙缝，从而加快、加重了牙龈的退缩。因此习惯使用牙签的患者一定要谨慎，注意避免损伤牙龈组织。

79. 什么是牙线棒？

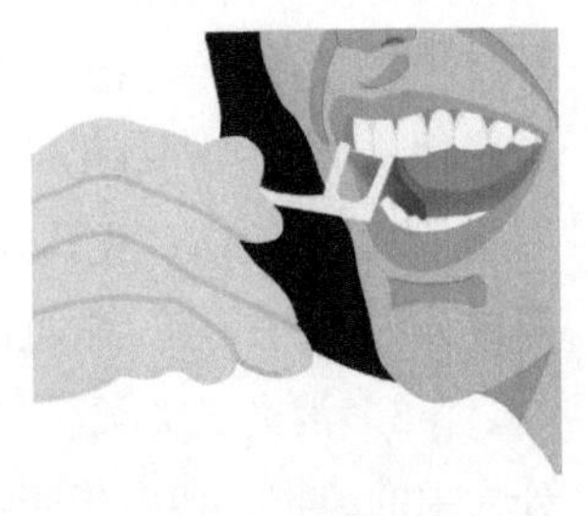

牙线棒是配有塑料手柄的一种牙线，是清理牙缝的护牙工具。刷牙只能清洁到每颗牙齿的3个暴露面，牙齿与牙齿之间的邻面（牙缝）则难以刷洗清理，如果使用牙线清理，就能轻易地去除滞留在牙缝内的食物残渣和牙垢。

早年的第一代牙线是由尼龙、涤纶或棉丝等材质制成的一种线形材料，需要用双手操作，两端绕在左右手的中指上，用同侧手的拇指和对侧手的食指绷紧牙线、将其压进牙缝，通过前后拉锯的动作来清理牙齿的邻面，但如果力度和方向控制不好，牙线就容易卡住、拉断，从而造成牙龈受伤。另外，操作时手指需要进入口腔，容易造成接触污染，存在不卫生的缺点。

目前向大家推荐使用的是第二代牙线，即有手柄的牙线棒。与第一代牙线相比，它携带方便，使用更简便灵活、更加卫生，只需单手操作。牙线只要拉锯式移动就可容易地进入牙缝，然后再轻轻作上下刮抠，而其棉质的丝线一般也不容易对牙周组织造成损伤。

对于有牙结石的患者，必须先把口腔内的结石清除干净。用餐后及时使用牙线，可以减轻口臭，预防牙周病和龋齿的发生，使口腔健康保持更加良好的状态。

80. 刷牙后为何还要使用牙线?

两颗牙齿之间的缝隙往往是食物残渣最容易残留、堆积的地方，也是牙菌斑及软垢最容易滋生的场所，仅用牙刷往往难以达到清洁干净的效果。

最好的方法是使用牙线，它能够轻松地通过牙齿之间的接触点，进入牙刷不能到达的邻面间隙，有效地清除牙缝里的食物残渣及黏滞在牙齿邻面上的软垢，防止牙菌斑的沉积。

所以，每次用餐后应先刷牙，再配合使用牙线，这样才能充分保证口腔内的牙面清洁。当然，单纯使用牙线并不能代替常规的刷牙。

81. 什么是牙缝刷?

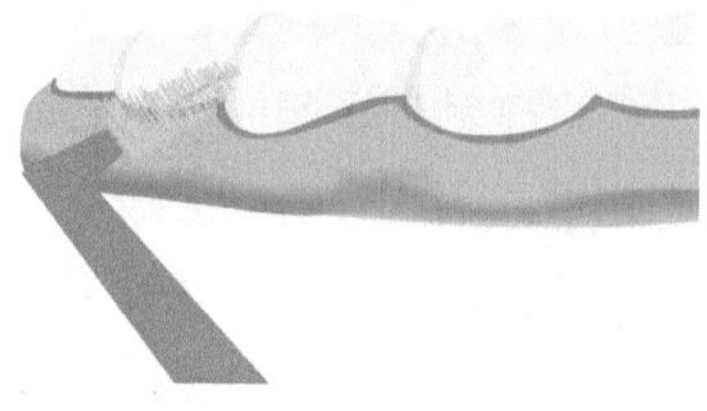

两颗相邻牙齿之间存在着一定的生理性间隙，俗称牙缝或牙齿间隙，它的作用主要是让流糊状食物通过，减轻咀嚼压力，便于自洁。但随着年龄的增长，以及局部刺激和炎症等因素，脆弱的牙龈组织容易发生萎缩，当牙齿的缝隙变大增宽后，容易发生食物嵌塞，继而出现局部发炎、出血、肿胀、异

味及牙齿邻面龋等问题。

为此有厂家专门设计生产了一种能清理牙齿间隙的工具，即牙缝刷或牙间刷，其对清洁牙缝污垢效果特别理想。牙缝刷由刷头和持柄两部分构成，刷头为单束毛刷，形状似小型的洗瓶刷，后端有手柄，便于握持使用。牙缝刷携带方便、安全卫生，它的操作方法是轻轻地将刷头水平式放入牙缝之间，紧贴牙面，通过慢慢的前后移动来清理牙缝隙内的食物残渣以及牙齿邻面的软垢。

牙缝刷不但适用于牙缝较大、牙龈严重萎缩、根分叉有暴露的牙周病患者，也适用于口腔内牙排列不整齐，口腔内有矫正器、固定修复体、种植牙、牙周夹板、缺隙保持器等的患者。每个人可根据自己牙间隙的大小，按刷头的不同大小进行选用。

82. 使用牙缝刷会出血吗?

使用牙缝刷，要选用与牙间隙大小相适应的刷头，使用时推挤力度不要过大，动作不要过快，以免造成刷头折弯或折断。牙缝刷的正确操作方法，是轻轻地将刷头推挤进入两颗牙齿缝隙之间，将刷头紧贴牙面，通过前后或左右慢慢的移动，来清理刮除滞留在牙缝隙内的食物残渣以及牙齿邻面的软垢。正常的使用是不会导致牙龈出血或牙齿间隙增大的。

常有患者说牙缝刷不好，使用时牙龈会出血。使用牙缝刷时牙龈出现了出血的现象，很可能是原来的牙龈本身就存在炎症，这样当毛刷碰触到牙龈时，就容易导致出血。如遇到这种情况，患者应先作洁牙治疗，消除导致炎症发生的刺激因素，然后在每次用餐后刷牙并使用牙缝刷清洗软垢、牙菌斑。在坚持使用几周以后，出血症状就会得到明显改善。

有些患者会在使用一段时间后觉得牙缝比原来宽大了，觉得这肯定是被牙缝刷所“害”，很担心如果继续使用可能牙缝会变得更大，其实这是炎症得到了一定程度的控制，肿胀的牙龈逐渐在消失后退，牙齿缝隙才开始“变大”，反而是一种好转的表现。

83. 什么是冲牙器？

冲牙器大约在20世纪60年代时由国外的水利工程师和专业牙医联合研发，它的作用是通过高压原理喷射出高速水柱，将牙缝中嵌塞的食物残渣冲洗出来，以达到清洁的目的。

喷气式电动洁牙器通过一个插入式的有一定倾斜度的喷嘴，可毫无阻碍地冲刷到牙齿和口腔中任何暴露的位置，尤其是牙刷、牙线棒、牙缝刷不容易清洁的地方。它的高压脉冲所产生的水汽是一种柔性的冲击力，不会对牙龈或口腔黏膜造成损伤。一般来说，冲牙器注入清水就可以使用了，但也可以针对性地加入漱口液以强化效果。

在欧美一些国家，冲牙器已经广泛使用，成为家庭必备的口腔卫生用品，在每次用餐后配合刷牙来冲刷每个牙齿的缝隙。目前在国内，也已经有很多人开始将冲牙器作为日常口腔清洁的必备工具。冲牙器也可用于固定修复假牙、佩带矫治器患者口腔的清理和冲洗。

84. 冲牙器能代替刷牙和洗牙吗？

有些患者认为，只要有了电动冲牙器，在家就可以用它来“刷牙”了，以后也不用再上医院“洗牙”了。实际上，电动冲牙器只能将牙缝间隙内的食物残渣冲洗出来，能够弥补刷牙的不足，对口腔清洁有一定的辅助功效，但对菌斑的清理和阻止牙结石的形成却没有作用，所以它不能替代刷牙，更不能取代洗牙治疗。

拔牙篇

拔牙基础知识

特殊人群拔牙

拔牙基础知识

85. 什么是微创拔牙？

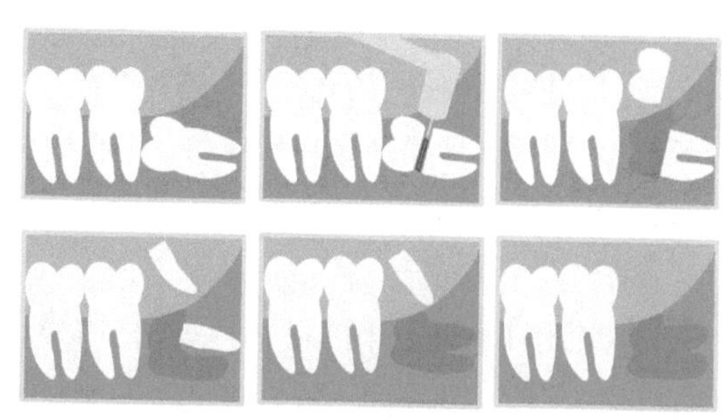

微创拔牙指的是，在局部麻醉下，使用专业微创拔牙器械，精准去除牙周围的阻力，顺利完成拔牙过程的手术。它与以往传统的锤劈凿裂拔牙方法相比，不但简化了过程，缩短了时间，还减少了术中的创伤程度，显著降低了术后并发症的发生率，使创口能更快愈合。尤其是对于复杂疑难牙齿的拔除，如异位牙、埋伏牙和阻生智齿，一般能在较短的时间内理想完成，并在很大程度上减轻了病人对拔牙手术的心理恐惧。

86. 拔牙到底疼不疼？

虽然与腹部手术相比，拔牙是一种创伤性较小的手术，但是一想到这么长、这么尖的针要刺入敏感的嘴巴里，很多患者会感到害怕，特别是小孩子，一听到拔牙，心里就会有一种莫名的恐惧。

其实拔牙过程中产生的真正痛觉并没有像人们心里所想的那样强烈。只要患牙不是处于急性炎症的感染阶段，只要当时患者全身健康状况基本良好，而且局部麻醉药物剂量适度、注射位置精准，那么拔牙时基本不会有什么疼痛的感觉。

有的患者由于心理承受力较弱，会在心理上对疼痛进行无限的放大，于是就产生巨大的心理压力，其实根本没有恐惧的必要。注射麻醉药物进入口腔黏膜时只有轻微的刺痛感，一般人可以忍受。

87. 松动的牙齿都需要拔除吗?

松动的牙齿是否需要拔除，要看患牙松动的原因和情况，具体如下：

（1）换牙期松动的乳牙

换牙期间乳牙松动是自然现象，不必拔牙，可让乳牙自然脱落；如果恒牙已经萌出至口腔，而乳牙仍然未脱落，则需要拔除。

（2）牙周病的牙齿松动

若患牙只是轻、中度松动，可给予有效的牙周治疗，治疗后多数能够得到改善和稳固；只有极度松动时，才考虑拔除。

（3）根尖周炎患牙

根尖发生急性炎症时也会出现牙齿松动，这种情况可通过开髓减压手段解决疼痛，控制炎症后再进行根管治疗，无须拔牙。

（4）外伤牙

即由外伤造成的牙齿松动。若轻微松动，可不作处理；若中度松动，可进行结扎固定，无须拔牙；重度松动的脱位牙齿，在条件允许下，可先行复位，然后与相邻牙齿一起进行结扎固定，调整同侧对应牙齿的咬合接触，后期酌情再作根管治疗。若后期愈合不理想再考虑拔牙。

（5）缺损、隐裂、折裂牙

个别牙的咬合力度过于强大，长期嚼咬坚硬食物容易出现牙体缺损隐裂或牙根折裂。如果是牙体缺损，可酌情作脱敏、调磨和树脂修复等处理；如果是牙齿隐裂并伴有牙髓炎，则应先作临时环冠，修复后进行根管治疗。以上两种情况牙体均可予以保留，不需要拔除。如果X线检查发现牙根有纵向折裂情况，则应考虑拔除，因为折裂牙难以通过保守治疗达到理想的临床效果，长期来看不拔除的话局部可能会反复出现炎症。

（6）肿瘤区内的患牙

对于肿瘤区内的松动患牙，应在肿瘤切除手术时一并拔除，否则会造成拔牙伤口难以愈合和肿瘤并发继发感染。

88. 牙齿痛得很厉害，能不能马上拔？

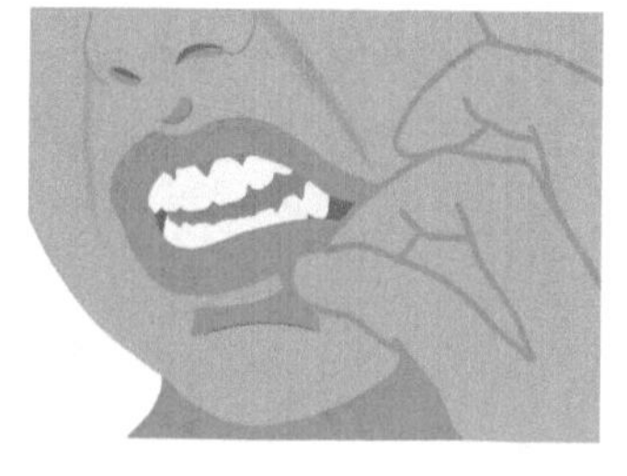

临床上常有患者因牙齿疼痛剧烈，一来就诊便要求将牙齿拔除，以为这样做疼痛就可马上消除，殊不知不同的牙痛有不同的处理方法，不能随便“一拔了之”。

如是智齿急性冠周炎，可先作局部冲洗上药处理；如是急性根尖周炎，可以先调磨患牙，降低咬合接触，继而开髓引流以减压、缓解疼痛（即在患牙面上打一个小孔、开通髓腔，将炎性渗出液引流出来），后期再作进一步的治疗；如是急性牙周脓肿，可在局麻下作对应牙周袋下刮治或切排引流处理，待患牙炎症得到控制后再予以拔除；如连续几天夜间剧痛，且不知道哪颗患牙在痛，则可能是急性牙髓炎，此时最好的处理方法是对患牙进行开髓减压，疼痛即可消除，无须拔除患牙，至于后期是否选择保留，则要根据患牙的缺损情况而定，若是急于拔牙，由于麻药难以浸透炎症区域内的神经组织，术中可能会产生疼痛，且容易导致术后继发感染。

另外，三叉神经痛与牙痛的症状相类似，一定要谨慎鉴别，绝不能盲目拔牙，否则有可能牙齿拔了好几颗，疼痛却还是没有消除。

因此，出现牙齿疼痛后首先要去医院，让医生检查确定后再定治疗方案，切莫贸然拔除自认为是疼痛的患牙。总之，对于急性牙痛，临床处理的原则是局部止痛，而不是拔牙，在绝大多数情况下，患牙是可以通过前期治疗得到保留的。

89. 拔牙前患者应做好哪些准备?

（1）患者的身体状况应该是健康的，没有任何不适症状。

（2）在拔牙的前一天要休息好，保证充足的睡眠，放松精神，消除思想顾虑，使身体在拔牙的时候能够保持良好的状态。

（3）拔牙前应进食，以免拔牙时因空腹引起低血糖而晕厥。

（4）了解拔牙中有可能发生的情况，如麻醉并发症、断根等，并了解拔牙后的注意事项，调整好自己的心理情绪，保持良好的精神状态，很好地配合拔牙治疗。

（5）患者应如实、简要地向医生介绍自己目前及过去的病史情况。

（6）有心血管疾病、糖尿病病史的患者，拔牙时最好有家属陪同。

90. 空腹状态下为什么不能拔牙?

空腹状态下如果打麻药拔牙，很容易发生晕厥或低血糖休克。在注射麻药后，患者可能会出现头晕、恶心、胸闷、面色苍白、全身冷汗、四肢发冷无力、脉搏快弱、呼吸困难等，甚至有一时性的神志意识丧失，出现短暂的晕厥现象，其常见原因包括空腹饥饿、情绪紧张、过度疲劳等。

因此，防止拔牙时发生晕厥的主要预防措施，除了前一天注意睡眠、充分休息，术前注意控制紧张情绪、调整好心理状态外，一定要避免在空腹状态下进行手术。

91. 拔牙时麻药打在哪里?

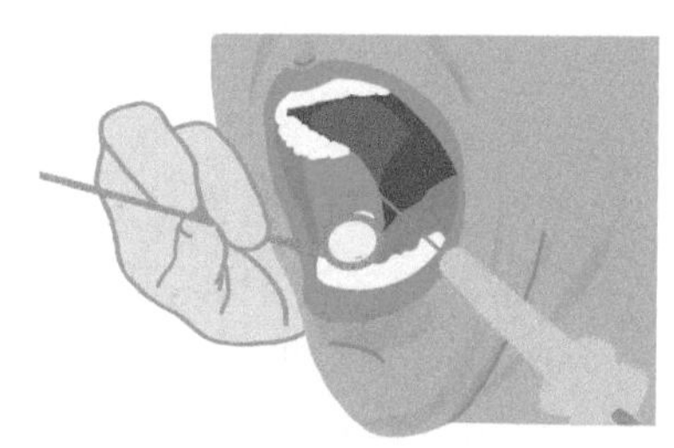

有的患者拔牙前心里会犯嘀咕:“这麻药针是不是打在牙齿上?”其实麻醉注射针是打入牙齿周围的软组织内,而不是打在牙齿里。

局部麻醉的注射,是用以阻断神经冲动传导的痛觉,常见的有三种方法:第一种是神经阻滞麻醉,是将麻药注射在支配牙齿疼痛感觉的主干神经的分支上,进针的位置在牙齿附近的软组织;第二种是局部浸润麻醉,是将麻药注射在牙龈黏膜上,即在支配牙齿疼痛感觉的神经的末梢上;第三种是黏膜表面麻醉,是将麻醉药喷涂在口腔黏膜组织的表面上。

92. 为什么有的人注射麻药后,拔牙时还是会痛?

有的患者在注射了麻药后,拔牙时仍然感觉到痛,这有可能是以下几种原因:

(1)局部急性炎症:当牙齿、牙周组织发炎时,周围组织液为酸性,会中和麻药内碱性的氨基,导致麻醉效果减弱。因此有急性炎症时不宜拔牙,要等炎症消退后再拔牙。

(2)局部解剖变异:由于某些先天或后天性的原因,如颌面发育畸形、长期多数牙缺失、张口受限、外伤性软组织或骨组织缺损,以及口腔肿瘤等,均可使局部解剖发生变异,使麻药针不能准确地进入相应的部位,从而影响了麻醉的正常效果。

(3)个体差异:每个人对局麻药物的敏感程度是不同的,如经常饮酒或嗜酒的人,麻药用量要比一般人大些。

93. 拔牙时折断的牙根一定要取出吗?

拔牙时发生牙根折断，是口腔临床医生面临的棘手问题之一。其造成的原因可能有以下几种：

（1）造成断根最常见的原因之一，是每颗牙齿的牙根各有其特殊弯曲形态和解剖结构差异。

（2）拔牙时用力方向不当，或工具放置时位置不妥。

（3）牙冠本身已经广泛龋坏，牙体组织就像朽木一样脆弱，牙根与周围致密的骨组织发生粘连，如老年人的残根残冠、死髓牙、牙根变异的牙齿。

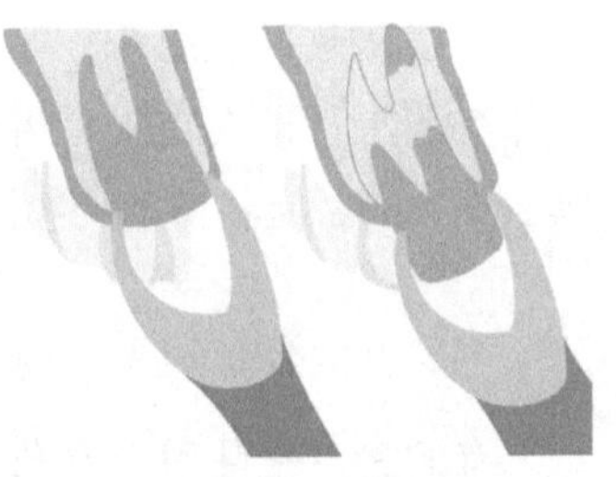

从原则上说，折断在牙槽窝内的牙根是刺激性异物，可能会因经常发炎而疼痛，成为口腔慢性感染性病灶，有些较长的断根会妨碍拔牙创口的愈合，所以在拔牙过程中应该尽量取出残根。当然，临床上对于拔牙过程中折断的牙根是否一定需要拔除，尚须根据患者当时的身体情况、断根所处的位置和长度，以及牙根有无慢性炎症等具体情况考虑决定，不能一概而论。如果患者体质虚弱，根尖断端短小而弯曲，且术前无炎症存在，而手术操作复杂，那么强行取出可能会对周围组织（如下牙槽神经管、上颌窦底壁）造成很大的创伤或风险，在这种情况下可以考虑延期拔除或者不拔。从实际经验来看，这类断根不会影响创口愈合，一般可以与机体长期共存，并无危害。

94. 拔牙后有哪些注意事项?

（1）拔牙结束后，患者需将小纱球或棉球咬紧，以帮助创口止血，约半小时后才可将口中的棉球轻轻吐掉。

（2）患者在拔牙后的24小时内，不能漱口和刷牙，以免创口出血。

（3）患者拔牙后至少 2 小时后才可进食，这时血块凝结的状态已较稳固，且当天宜进温、凉流汁或软食，不宜吃过热、过硬食物，不宜喝酒、吸烟，禁忌刺激性食物。

（4）在拔牙后的 1 周内，尽量避免使用拔牙侧咀嚼，拔牙当天不宜作剧烈运动，尽量少讲话。

（5）拔牙后几天内切勿舔舐、吸吮创口，更不能用手指触摸创口。有的患者为了保持拔牙创口干净，不断地反复地擦拭和剔刮创口，殊不知这样做破坏了创口内的血液凝结，不但不利于创口愈合，更会造成创口的感染。

（6）拔牙后一两天内，如果吐出的唾液中还有少许红色，属于正常现象。这往往是混带血丝的清亮口水，无须紧张和惊慌。这时如果反复漱口，反而会促使创口出血。有口水应尽量自行进行吞咽，如自觉出血量较多或持续不止，应及时去医院就诊。

（7）如拔牙手术时间过长、创口较大，术后可能会有明显的创伤反应，即面部出现肿胀和疼痛，术后需要适当服用抗生素和止痛类药物（正常情况下不建议服用）。创口缝合一般在术后 7~10 天拆线。

95. 为什么下颌智齿拔除后，下唇会一直发麻？

下颌智齿拔除后，个别患者会觉得下唇一直发麻，这究竟是怎么回事呢？一般来说，拔牙后麻醉的感觉会在数小时内逐渐消退，不会有持久的麻木，如果下唇一直麻木，可能有如下原因。

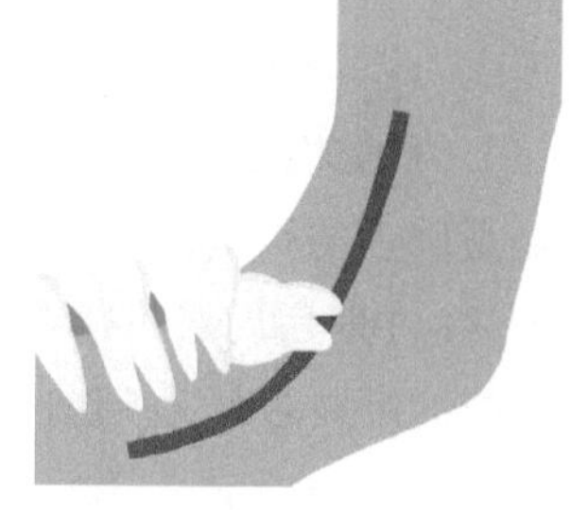

下颌智齿在位置和方向上往往呈异常生长，有的非常接近颌骨内的下牙槽神经，而该神经是支配患侧下颌牙齿、唇部黏膜及颏部皮肤感觉的。临床上在拔除该类疑难复杂牙时，需要去除埋伏牙周围的骨阻力，

把倾斜倒竖的牙体切割碎裂成小块后才能取出，因此术中可能会碰及邻近的下牙槽神经。

一般来说，单纯轻微的神经损伤，下唇麻木在 1~3 个月后会慢慢自行消失，而较重者可能需要半年左右，个别病人恢复时间可能延长至一年。期间可以服用神经营养药，如弥可保或维生素 B_2 等。只有在神经组织严重损伤的罕见情况下，才可能出现下唇永久性麻木。

96. 拔牙后需要吃消炎药吗？

一般来说，拔牙时间较短的，术前患牙无明显炎症的，术后无须服用消炎药。如果拔牙时间较长，拔牙创伤较大，并且患牙术前有反复炎症史的，则拔牙术后需要服用抗菌药物，以防术后感染发生。特别需要注意的是，有糖尿病、细菌性心内膜炎、肾病等病史的患者，术前、术后都要服用抗生素，以防发生全身性感染。

97. 拔牙后脸肿应该热敷还是冷敷？

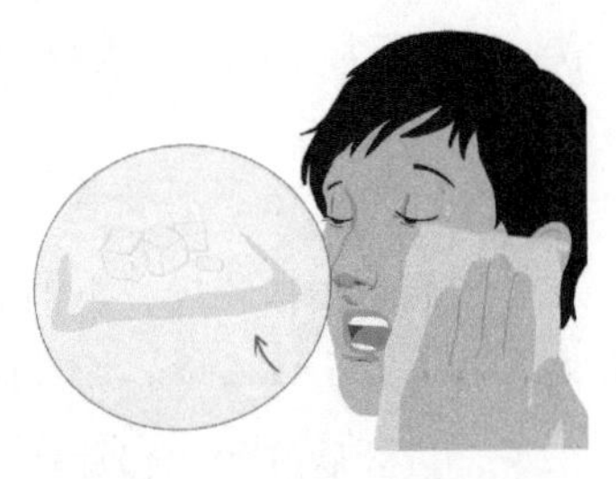

在复杂的拔牙手术后，面部常会出现肿胀，其原因可能是黏膜下发生出血。为预防术后水肿，拔牙后 24 小时内可用小冰袋进行局部冷敷，以促进创口及周围软组织内的血管收缩，使血流的速度减慢，形成小血栓堵住血管破损的裂口，达到止血目的，这样肿胀和出血都会减轻。如果 24~48 小时后局部还有明显肿胀，则可以进行局部热敷，其原理是热敷能促使局部血管扩张，加快组织渗出液的吸收，从而达到消肿效果。

还有一种情况是在打了麻药之后，患者会逐渐觉得半边脸变得膨大，产生“肿胀”的错觉，这其实是机体因“麻醉”作用而引起的一种异样感觉——局部失去知觉，而实际上并没有真正出现外观形态上的肿胀，待麻醉药效消失后，这种感觉就会自行消失，不需作任何特殊处理。

拔牙数天之后出现面部肿胀，也有可能是拔牙创口发生感染，引起了面部间隙感染，这种情况需要及时去医院进行治疗，给予静脉注射抗菌素。

98. 拔牙后创口什么时候才会好?

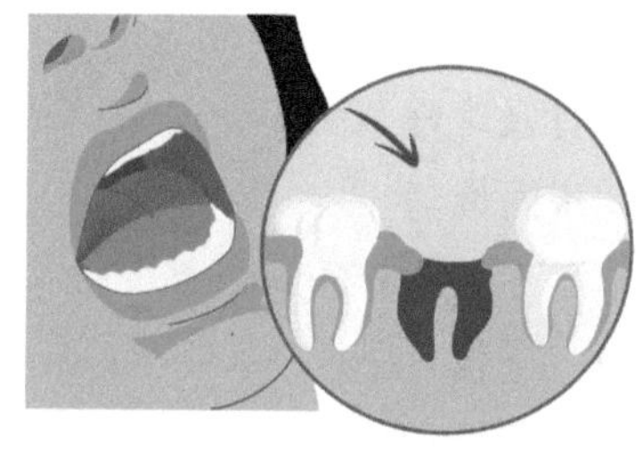

因为牙齿是生长在牙槽骨内的一个器官，每个牙齿都有一个对应的牙槽窝，当牙齿拔出后，根部周围的骨壁被破坏，骨腔内血液开始充溢牙槽窝，凝结成为血块并逐渐发生机化，纤维结缔组织在牙槽窝内慢慢生长。拔牙创口约在 1 周后可以初步愈合，但整个牙槽窝完全形成骨组织则需要 3 个月左右的时间。后期需要镶牙或种植牙的话，一般需要在拔牙术后 3 个月左右进行。

99. 智齿长得不好有什么危害?

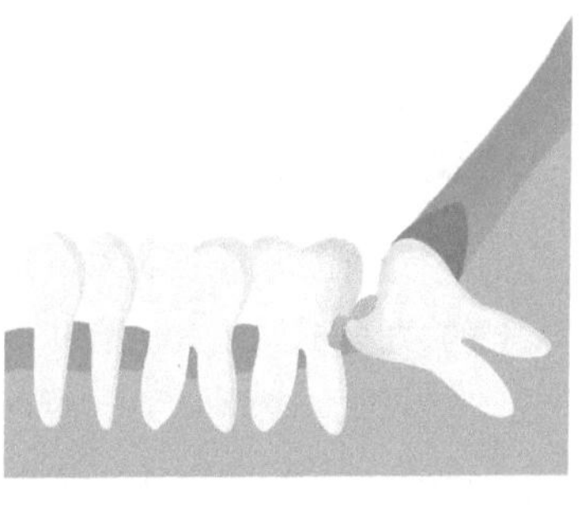

智齿容易发炎，其主要原因是容纳智齿自身生长的颌骨空隙过于狭小，造成智齿萌出困难。其次是智齿的冠上方有一层牙龈黏膜覆盖，形成一个潜在的游离状的间隙，临床称为盲袋或龈袋。因此进食后常会有一些食物残渣和细菌等进入盲袋内，且难以被清除。当机体免疫力下降、对应牙咬合异常时，此处就容易发生智齿冠周炎或冠周脓肿，严重的甚至可发展成颌面部蜂窝组织炎或骨髓炎。

有的智齿由于生长位置倾斜，还会造成健康邻牙龋坏，甚至发生牙髓炎或根尖周炎。这种情况有时难以同智齿本身发炎所致的疼痛相区分，容易出现误诊。

100. 智齿一定要拔除吗?

智齿在医学上称为第三磨牙，它是口腔中最晚萌出的恒牙。由于人类的食物越来越精细，咀嚼过程越来越短，咀嚼器官发生退化，颌骨发育逐渐变短，使智齿失去了足够的生长空间位置，从而造成萌出困难。

不是所有的智齿都要拔除，对于能够正常萌出，并有相对应的咬合牙齿，且萌出后具有一定咀嚼功能的智齿，是可以保留的。而对于完全埋伏在颌骨内、可能永远无法萌出，也不对周围口腔组织造成影响的智齿，也没有必要刻意拔除。

有以下这些情况的智齿应该尽早考虑拔除：①生长位置不正，长期反复发生冠周炎的；②没有对应牙萌出，智齿过长生长，引起食物残渣堆积的；③没有咬合功能，更易发生食物嵌塞或龋病的；④正畸治疗时需要。

101. 智齿拔除是否会影响智力?

“智齿不能拔除，拔了会影响人的智力”，“智齿拔除后，人会变傻”，这些都是毫无根据的旧说。智齿拔除绝对不会把大脑器官上的“智慧”也一起给“拔”了，因为大部分智齿的萌出刚好是处在心智发育成熟时期，故而得名“智齿”，所谓的“智慧之齿”无从说起。人类约在 3~6 岁时大脑发育就已经达到了成人的水平，智齿的拔除不会影响智力的发育，智齿是否存在与智商的高低更无任何关系。

特殊人群拔牙

102. 孩子拔牙要注意哪些事项？

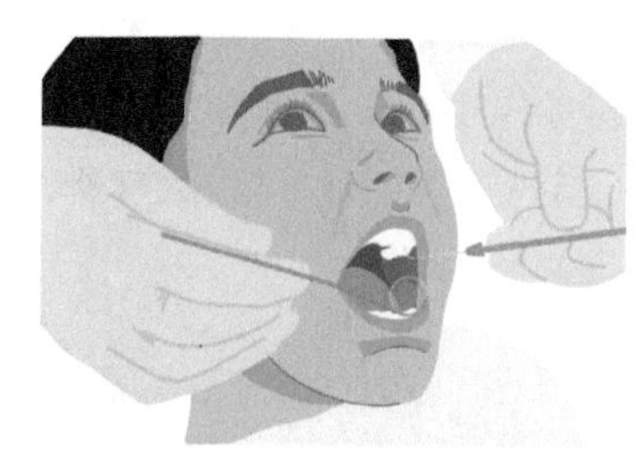

孩子拔牙前家长应向医生详细询问相关情况，并在基本了解拔牙风险后，做好术前的心理辅导，以消除孩子对拔牙的恐惧情绪。

家长要主动、如实地向医生提供孩子的健康情况，特别是以往有无全身性严重疾患（如血液病、肝炎、肾炎等）及药物过敏史，以便医生评估当前是否适宜拔牙，是否需要做其他项目的检查。孩子如有感冒、发烧、精神不佳，应暂缓拔牙。不要为了图省事去消毒不良的诊所，以避免染上其他疾病。术中要督导孩子配合医生操作，以消除不安全行为。术后要提醒孩子遵从拔牙后的注意事项。若拔牙创口出现异常出血或肿胀等情况，应尽早带孩子去医院复诊。

103. 孩子的乳牙严重蛀坏，能不能拔？

龋坏的乳牙虽然以后总要被恒牙替换，但却不能轻易拔除。过早拔除乳牙，会使孩子的口腔咀嚼功能降低，因缺乏足够的生理性刺激而致颌骨发育不充分，这不只是影响孩子机体对食物的消化吸收，更主要的是失去了对恒牙的生长诱导作用，容易出现牙列不齐和错位等情况。由于严重蛀牙、外伤或其他原因不得不拔除则另当别论。

乳牙过早丧失还会影响孩子说话的语音和容颜，可能会伤及孩子的自信心。作为家长，平时应定期带孩子作口腔检查，一旦发现

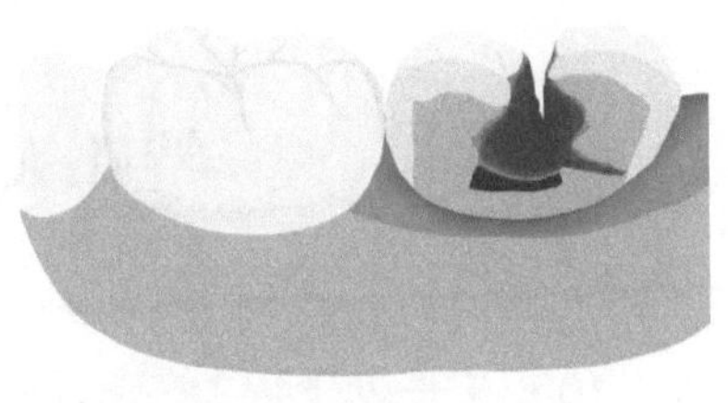

蛀牙须及时进行治疗。对龋坏深、龋损面积大或已侵及牙神经的蛀牙，则要做根管治疗，并在完成治疗后做保护性的牙套，以延长其使用期，直至恒牙替换完成。即使牙冠已严重破坏、无法修补，乳牙牙根的存在对恒牙萌出仍有诱导作用。如果乳牙已经脱落，或是残根残冠确需拔除，那么术后一定要设计制作间隙保持器，以使日后恒牙萌出时仍有正常的空间位置。

104. 孩子的“六龄齿”蛀得很严重，要不要拔？

“六龄齿”在6岁左右开始萌出，是恒牙中萌出时间最早的一颗磨牙，所以临床上称其为第一恒磨牙。四颗“六龄齿”在口腔中好像四根柱子，它的咬合高低关系对颜面下部正常形态的维持有着直接的影响。

如果“六龄齿”因龋坏而被过早拔除，或因其他原因过早缺失，那么后期萌出的第二恒磨牙会逐渐向“六龄齿”方向移动、占位。

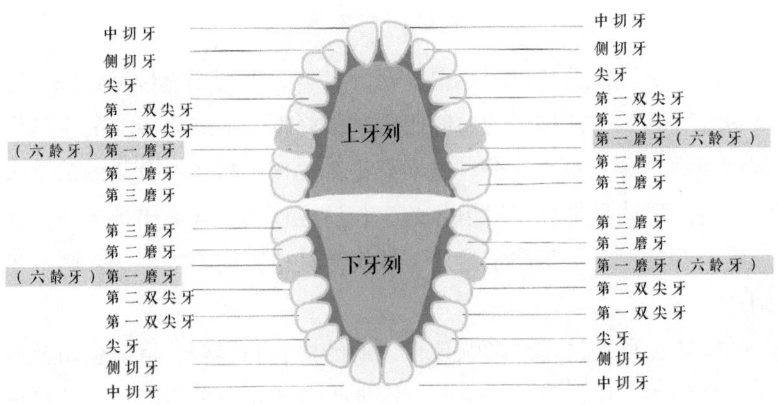

很多情况下，这种错位移动过程往往会使牙体呈倾斜生长。如果口腔全景拍片显示有智齿牙胚存在，那么到一定年龄可以用正畸的方法将第二恒磨牙和智齿同时向前移动，来替代各自缺失的牙位；如果拍片显示没有智齿牙胚，则可先在“六龄齿”位置安装间隙保持器，即在“六龄齿”的位置上留出一颗牙的空间，等到孩子长大后（16~18岁），再在空缺的位置上考虑采用种植或镶牙的方法来修复“六龄齿”。

对“六龄牙”的基本治疗原则是保守疗法，不到万不得已不考虑拔除。

105. 孩子长了“多生牙”，要不要拔？

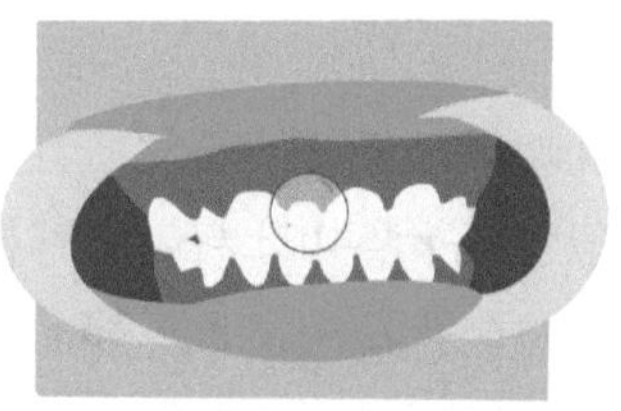

乳牙一般在 2 岁半左右就完成了萌出，正常数目是 20 颗；成人的恒牙在 6~7 岁开始萌出，正常数目是 28~32 颗。多于正常数目之外的、位置和外形不与任何同名牙相类似的发育畸形的牙齿，临床上称之为“多生牙”。“多生牙”的形态多呈圆锥体形状，最常发生的位置在上颌两正中门牙之间区域。

“多生牙”往往会占据正常牙齿的位置，而正常牙因为受到挤压被挤出正常的牙列，反而从旁侧生长萌出，导致牙齿排列拥挤和紊乱，继而影响牙列的美观和咬合功能。“多生牙”凡位置暴露、影响牙齿咬合关系，或有碍正常恒牙萌出的，都应该及时拔除。如果不影响咬合关系、不影响其他牙齿正常萌出，或埋伏位置较深、手术拔除风险较大，或个别萌出后长在牙列中排列基本整齐，则可以考虑保留。

日常生活中一般不会过于注意儿童“多生牙”的生长，而多在治疗其他口腔疾病时无意中发现，是否拔除应该由医生会诊、鉴别和评估后再决定。

106. 孩子长了“双排牙”，能不能拔?

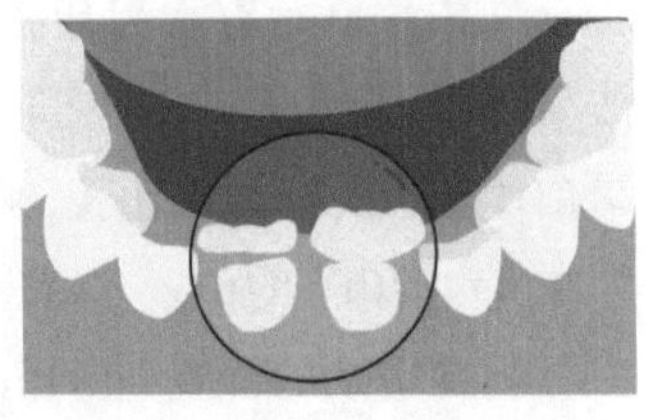

“双排牙”又称“双层牙”，是指孩子6~7岁时，乳切牙尚未脱落，而恒切牙已经开始从乳牙的附近位置长出来，导致乳牙和恒牙同一位置上同时有两颗牙齿存在的现象，医学上称为“乳牙滞留”，多发生在前门牙的位置。这是由于恒牙的牙胚没有正对乳牙根尖位置，而是在乳牙根的一侧生长，使乳牙牙根不能随着恒牙牙冠的生长而完整吸收，而只在一侧发生吸收，结果就造成新生的恒切牙开始萌出但乳切牙还没有脱落的现象。

“双排牙”要不要拔，要酌情而定。如果恒切牙有萌出迹象，乳切牙已经开始松动，暂时可以观察一段时间，不必马上拔除，一般情况下乳切牙会越来越松动，最后自然脱落，而相应的恒切牙会自然生长萌出，自行移动到正常的对应位置。相反，如果乳恒牙的替换已经过了正常年龄，内侧的恒切牙已经长到一定高度，而乳切牙牙根依然十分牢固，没有松动，这时就应尽快将滞留的乳牙拔掉。

107. 孩子的“虎牙”长得不好看，能不能拔?

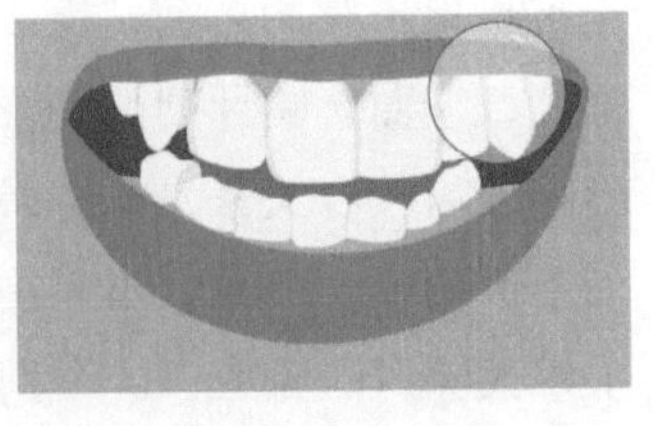

日常说的“虎牙”，专业名称为尖牙，本身是属于正常牙列的牙齿，通常在12~13岁时开始萌出。由于它的萌出较邻近牙齿晚，往往会因位置不够而突出正常牙列向外生长，造成该牙齿萌出异位或倾斜，外形特别长，看起来像老虎的獠牙。

有的家长觉得孩子的“虎牙”碍眼，不好看，会要求医生把它拔掉。然而，“虎牙”在牙列中所发挥的作用很重要，其锐利的牙冠有着强大的撕扯食物的功能，且对保持微笑形象和面容美观至关重要。

在所有的牙齿中，它的牙根长度最长、生长最牢固，在口腔内存留的寿命往往也最长，并且不易发生龋坏，被称为牙齿中的“老寿星”。人生进入老年，它可用作老年人缺牙后安装活动义齿的支撑牙，有着其他牙齿无法替代的重要作用。

家长不要轻易决定拔除孩子看似长歪的恒尖牙，当不整齐的牙齿影响美观时，可以通过正畸的方法来矫正。

108. 女性在月经期可以拔牙吗?

女性拔牙应该避开月经期。在经期拔牙，术后会出现代偿性出血，延长月经时间。

这是因为血液中的血小板具有一定的凝血功能，月经期间血小板数量会有生理性减少，此时拔牙会因体内血小板数量减少、创口凝血功能变差而导致患者出血量增多。并且女性经期子宫内膜会释放出较多的组织激活物质，会将血液中的纤维蛋白溶酶原激活为具有抗凝血作用的纤维蛋白溶酶，也将使止血的时间延长、出血倾向加大。此外，月经期间女性机体的免疫力多处于低下状态，在口腔内隐藏的细菌会乘虚而入，容易引发创口感染，影响拔牙创口的如期愈合。

女性最好在一次月经结束 3 天以后拔牙。

109. 孕妇能不能拔牙?

原则上，健康孕妇是可以进行拔牙手术的。如果在妊娠期间必需拔除患牙，那么选择在孕期的第 4、5、6 个月进行比较安全。在孕期的前 3 个月和最后 3 个月都不能拔牙，因为这两个阶段胎儿的生长发育相比较而言不够稳定，会因为拔牙疼痛和紧张刺激引起子宫收缩，容易造成流产或早产。有习惯性流产或早产史的孕妇，最好不在妊娠期拔牙。

孕妇如果必须拔牙，术前须口服适量镇静药，并在手术前后注射黄体酮 1~2 天。为保母子平安，应该特别注意孕妇有否存在妊娠并发症，如贫血、高血压等，并且要选择不含肾上腺素的局麻药。

临床上的建议是，准备怀孕的女性最好提前半年去医院作口腔科检查，完成对龋坏牙齿的治疗，尽量避免孕期发生牙病上医院的麻烦。

110. 为什么老年人拔牙要格外慎重?

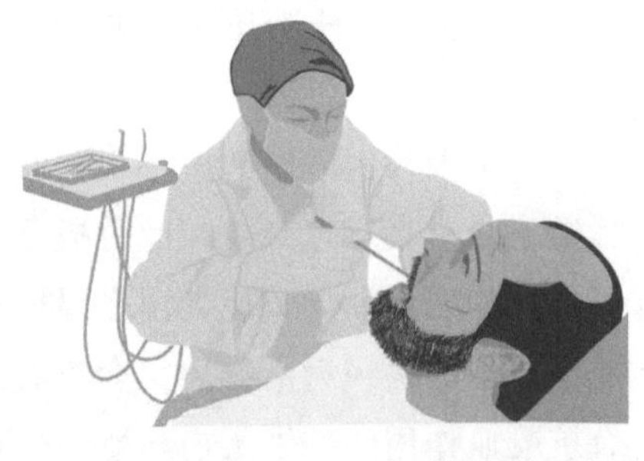

老年人多有基础疾病，拔牙虽然是口腔科门诊最常见的小手术，但是如果术前判定或评估失当，患高血压的老年人受麻药、开髓、拔牙等创伤刺激的影响，易发生晕厥甚至猝死。所以，有心血管疾病、脑血管疾病、糖尿病、血液病等的老年人，在拔牙前一定要向医生如实讲明身体的健康状况，包括现在和既往的病史，让医生作相关检查和综合评估，以决定是否进行拔牙。

在必须拔牙的情况下，有心脑血管疾病的老年人可以在心电、动态血压、脉搏、心率等的监护下，在门诊手术室里进行相对安全的拔牙。这样一旦在拔牙过程中出现异常情况，医生可及时采取急救措施。老年人拔牙千万不要随意选择诊所，一定要到医疗设备完善、医术水平良好和安全条件有保障的医院去拔牙。

111. 老年人拔牙有哪些注意事项?

有全身系统疾病的老年人拔牙，术前应该做好全面检查，根据不同情况进行不同对待：

（1）有严重血液性疾病的患者，应在术前用药或输入新鲜血液，以提高血液凝固性，避免拔牙后流血不止甚至危及生命。

（2）有高血压、心脏病的患者必须拔牙时，应选择在血压下降、病情稳定阶段进行，特别是心功能较弱或患有较严重心脏病者拔牙，须于适当治疗后在心电监护下进行，以防发生意外。

（3）有肝脏病、糖尿病、结核病、肾脏疾病等的患者，应在疾病控制稳定后再考虑拔牙。

（4）80岁以上高龄老人拔牙尤其要慎重，因其耐受力相对较差，出现危险的概率高，是否需要拔牙须权衡利弊，充分考虑后再作决定。如必须拔牙，则应在家属陪同下进行。

112. 心脏病患者能不能拔牙？

在临床上，不是所有的心血管疾病患者都可以在心电监护下进行拔牙手术。

（1）近期内发生过心肌梗死，不稳定或最近发作的心绞痛，心力衰竭，未控制的心律不齐，心功能Ⅲ～Ⅳ级或端坐呼吸、发绀、颈静脉怒张、下肢水肿等，有以上这些情况者不宜进行拔牙手术。

（2）心率在100次/分以上的心律不齐及房颤，室性期前收缩连发，Ⅲ度房室传导阻滞且心率在50次/分以下，近期心绞痛频繁发作并伴心肌缺血，心肌梗死控制后不足6个月，有这些情况者即使在心电监护条件下，拔牙手术仍然存在很大风险，应该尽量避免。

（3）心脏病手术后（如放支架、换瓣膜等）服用抗凝血药的患者，若必须拔牙，应该在心血管内科医生指导下，暂停数天或减少抗凝用药量后方可考虑进行。

113. 糖尿病患者能不能拔牙？

糖尿病是一种内分泌代谢紊乱的常见疾病，也是我国民众的一项多发性疾病，主要以高血糖、尿糖、葡萄糖耐量减少为特征。

糖尿病患者如果进行拔牙，须将血糖水平控制在160mg/dL（8.88mmol/L）以下。血糖未经控制的糖尿病患者禁止拔牙。这是因为糖尿病患者抗感染能力差，在血糖没有控制稳定的情况下拔牙，术后创口很容易发生感染。

正在进行胰岛素治疗的糖尿病患者拔牙，最好在早餐1小时后进行，且拔牙手术前后需要全身使用抗菌药物以防感染。

114. 长期服用抗凝药物的患者能否拔牙?

目前，我国的心血管疾病发生率居高不下。对于患有陈旧性心肌梗死、冠心病合并高血脂、血黏滞性增高、持续性房颤、有脑血栓病史的患者，现多采取长期使用抗凝药物来治疗，以降低血液黏稠度，防止血栓形成。但由于拔牙是一个出血性创伤过程，为了避免术后创口发生出血异常而影响正常愈合，医生会要求患者在拔牙前停止使用抗凝药物，因此拔牙前患者需要去心血管专科检查，让医生对自己的心脏功能作出评估，根据变化情况对用药予以适当调整后再进行拔牙。

拔牙手术前使用抗凝药物须注意以下几点：

（1）长期服用小剂量阿司匹林的患者如需停药，应在拔牙手术前5天开始。

（2）心脏瓣膜置换术、冠状动脉搭桥或成形术后的患者，可使用巴曲酶预防术后出血。

（3）长期使用肝素的患者如停药，药效需要很长时间方能解除，因此一般情况下，肝素静脉注射6小时后、皮下注射24小时后才可进行拔牙手术。

（4）使用华法林的患者如拔牙，停药应在术前2~3天；如停药可能导致危险的栓塞出现，在不能停药的情况下，其凝血酶原时间国际标准化比值（INR）控制在 1.5~2 之间，才可考虑拔牙。

115. 血液病患者能不能拔牙?

有血液系统疾病的患者临床上是不能随意拔牙的，否则在拔牙后会引起出血不止的严重后果。患有以下几种血液病的患者，如果必须进行拔牙，应该首先进行血液检查。

（1）贫血。患者血红蛋白维持在 8g/dL 以上，血细胞比容在 30% 以上，一般可以进行拔牙。再生障碍性贫血急性期患者严禁拔牙，慢性患者必也须经治疗病情稳定好转后才能拔牙。

（2）白血病。急性期患者绝对禁止拔牙，否则可引起出血不止和严重感染，甚至有生命危险。慢性白血病患者如必须拔牙，也应考虑在稳定期内进行，且须在血液科医生的指导下谨慎进行，同时使用止血药和抗生素，以减少出血过多，防止感染的发生。

（3）原发性血小板减少性紫癜。患者拔牙前血小板计数应该在 50×10^9/L 以上，同时出血时间、血块收缩时间必须接近正常，必要时术前可输新鲜全血或血小板。

（4）血友病。患者拔牙前第Ⅷ凝血因子检测结果应该在 30% 以上，否则术后也可引起拔牙创口出血不止。上述指标未达标的患者，术前数日每日应输少量鲜血或血浆，也可输入抗血友病球蛋白，使凝血时间接近正常后再拔牙。

116. 甲状腺功能亢进的患者能不能拔牙?

甲状腺功能亢进患者拔牙，可能会因感染、精神焦虑或手术刺激而加重病情，发生甲状腺危象，出现生命意外。如患者一定要拔牙，则必须经过术前专科检查，一般基础代谢控制在 +20 以下、脉搏每分钟 100 次以下方可拔牙。另外，拔牙前后要给予适量的抗菌药物（服用）；在使用局麻时，要选择不含肾上腺素成分的麻醉药。作为患者，拔牙时不要过度紧张，要放松精神、消除恐惧情绪。

117. 肿瘤患者放射治疗后能不能拔牙？

口腔颌面部有恶性肿瘤的患者，在接受放射治疗后的3~5年不能拔牙，如果不知情或不注意拔了牙，会造成拔牙创口的骨组织坏死。其原因是骨组织在受到放射线照射后将吸收大量的放射能，使骨的血液循环和营养吸收发生局部障碍，骨的再生能力也会随之减弱，从而引发放射性骨髓炎。

所以在颌面部区域进行放射治疗之前，须对肿瘤患者的口腔情况进行系统的检查和评估，最好作出一个完整的口腔治疗计划，那些不宜保留的病灶牙须在7~10天前拔除。除了把可疑的病牙治疗完成，为了不影响放疗的效果，放疗前还要拆除口腔内的金属修复体。

118. 什么是心电监护拔牙？

当今我国已逐渐步入老龄社会，心血管疾病患者的比例也在不断上升，临床上经常会碰到需要拔牙的心血管疾病患者，这给临床治疗带来了一定的风险。为了提高拔牙手术的安全性，做好早期预防非常重要。

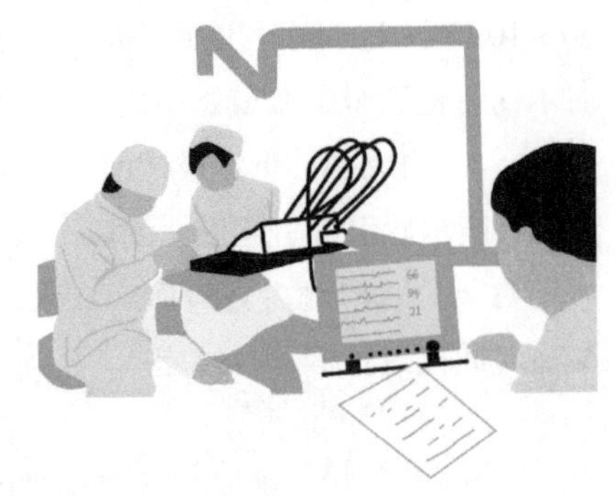

目前一些有条件的医院已经建立和开设了心电监护拔牙室，即由口腔外科与心内科医师共同实施拔牙手术。整个手术在心电监护仪全程监护下进行，通过监测心率、血压、呼吸、脉搏及血氧饱和度等生命指标，实时了解患者心脏的变化情况，一旦出现异常，能够在第一时间发现并进行救治。这相对可靠地保证了患者拔牙过程中的安全性，能够最大限度地避免出现患者于术中发生猝死的严重情况。

119. 哪些病人须在心电监护下进行拔牙？

（1）高血压病情稳定在 1 个月以上，术前无自感身体不适、休息睡眠良好者，经口服降压药片后，测量血压控制在 180/100mmHg（24/13.3kPa）以下者。

（2）发生脑梗死、脑溢血等脑血管疾病患者，经治疗后病情基本稳定，神志清楚半年以上者；慢性冠状动脉供血不足，无频发性心绞痛者。

（3）发生心肌梗死后，控制 6 个月以上，无严重心律失常及心肌缺血者。

（4）心功能在 3 级以下，偶发房性期前收缩、室性期前收缩者。

（5）Ⅰ或Ⅱ度房室传导阻滞、完全或不完全右束支传导阻滞者。

（6）患慢性房颤，经治疗后心率低于 100 次 / 分者。

修复篇

修复基础知识

活动假牙

固定假牙

修复基础知识

120. 什么叫镶牙?

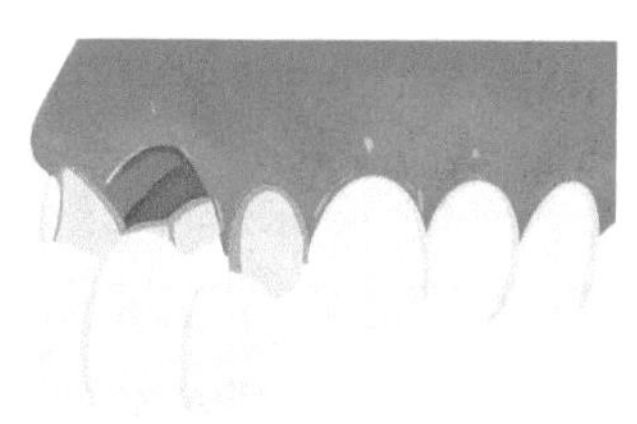

我们常说的镶牙，是指对牙齿拔除后导致的牙列缺损甚至全口牙缺失，临床使用一些人工材料将缺失位置补充完善，恢复牙齿的正常功能和咬合美观的修复术。根据牙齿缺失的位置、缺失的程度，剩余组织的健康状况和条件，可采取不同的修复方式。具体采用何种方式，需要医生详细检查后，在双方共同参与下，制定一个合理的修复方案。

镶牙后的保健十分重要，关系到修复的成功与否以及义齿的使用年限。不管哪种假牙，都应定期到医院进行复查。平常应注意口腔卫生，特别是牙根部清洁，以防止进一步的牙体损伤。

121. 镶牙和补牙有什么区别?

补牙和镶牙是两种不同的治疗方式。

补牙流程

镶牙流程

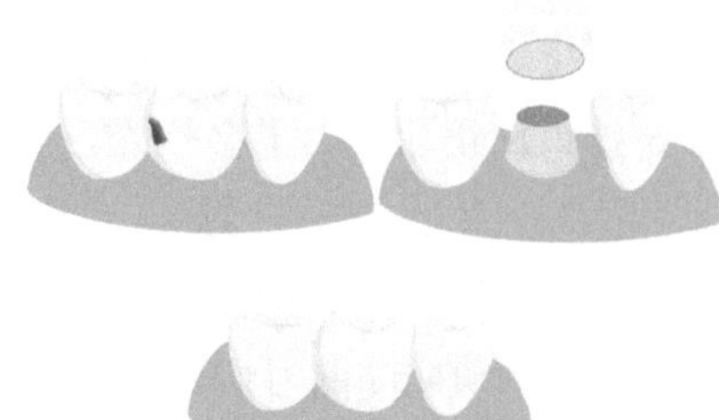

补牙是对牙冠缺损的部分或者蛀牙的部分，用牙科专用的补牙材料予以充填，恢复牙齿形态和功能。

镶牙是牙齿缺失后，为了恢复牙齿的形态和功能而采取的方法，包括活动义齿修复（活动假牙）、固定修复（固定假牙）、种植修复（种牙）。

122. 缺牙后不镶牙有什么危害?

（1）长期缺前门牙，美观和发音会受到影响，说话“漏风”，影响心理健康。尤其是儿童，容易产生自卑心理。

（2）长期缺大牙，会导致单侧咀嚼，久而久之颜面部左右两侧易显不对称，甚至颞下颌关节出现问题。同时也会使咀嚼效率下降，影响消化吸收。

（3）相邻牙齿会往缺牙处移位，对颌牙会过度伸长，食物容易嵌塞。长期的食物嵌塞会导致邻牙龋坏，对颌牙过度伸长则使修复难度增加。

（4）单侧牙缺失，容易导致前门牙中线往缺牙侧偏移，导致中线不对称，影响美观。

123. 等牙齿全部掉光后再镶好不好?

人类口腔的恒牙列通常有 28~32 颗恒牙，个别牙齿拔除后，一般不会明显影响咀嚼功能，因此患者容易忽视治疗的重要性。尤其是年老患者，往往能将就则将就，觉得掉一颗镶一颗太麻烦，还浪费金钱，反正牙齿迟早会掉光，干脆等掉光了再镶个全口牙。甚至有人认为，年龄大了掉牙属于自然规律。这些想法都是错误的。

只缺一颗牙时，缺牙侧多少会感到咬不太动而不愿意咀嚼，因此易形成单侧咀嚼的习惯，而长期单侧咀嚼会导致颞下颌关节紊乱。多颗牙缺失，尤其是后牙缺失时，患者会自然地使用前门牙咬食物，但前门牙只有切割食物的作用，无法磨碎食物，为了使前门牙咬得更紧密，患者下颌会自然地往前伸，从而养成下颌前伸的不良习惯，其对后期镶牙后的适应也非常不利。长期缺牙，还会让对颌牙伸长，占据修复的空间，使后期修复变得复杂。

缺牙不及时修复，不只是牙齿和关节的问题，还会降低咀嚼效率、影响胃肠道消化，容易导致营养不良。尽早预防和治疗口腔问题，努力留住剩余的天然牙，完全可以避免全口牙拔光的情况发生。

124. 拔牙后需要多久才能镶牙?

常规是拔牙后 2~3 个月进行镶牙，这是由拔牙窝的愈合时间决定的，3 个月之内牙槽骨吸收比较明显且不稳定，如果过早修复，会导致假牙和牙床之间不密贴，容易出现间隙，从而导致食物嵌塞或者滞留。前牙区缺牙还容易出现说话漏风。

但是也有两种例外情况。一种是患牙牙根很浅，几乎“飘浮”在牙龈内，已经脱离牙槽骨，这种情况可以提早修复，尤其在后牙区。另一种是为了美观及暂时功能修复需要，可以在拔牙前进行取模，等牙齿制作完成后，拔除患牙 1 小时创口止血后即可戴上假牙，这种修复方式称为即刻义齿，可以作为临时牙使用。当然，在牙根没有炎症、牙槽骨条件较好的情况下，有时候也可以采用即刻种植修复。

125. 什么情况下拔了牙可以不用镶?

（1）第三磨牙（智齿）拔除后不需要修复。这种情况最为常见。

（2）埋伏阻生的牙齿。要根据对颌牙的情况以及缺牙间隙来判断，是进行正畸治疗还是修复治疗。如果进行种植，该区域通常需要拔除埋伏牙后再进行种植修复。

（3）完全脱离正常牙列的牙齿。常见于双尖牙，就像是其他牙齿排着整齐的队伍，该牙另起一队（完全偏颊侧或偏舌侧）。这种情况，因该牙无法与对颌牙咬合接触，无法发挥其功能，反而容易与并排存在的牙齿发生食物嵌塞、导致蛀牙发生，拔除后不用修复。

（4）没有对颌牙咬合关系的第二磨牙。具体要根据患者自身的感觉决定修复与否，比如，没有该牙影不影响吃东西？食物能否咬碎？等等。

（5）牙齿拔除后相邻牙齿移位严重，剩余间隙小，缺乏修复空间。这种情况，修复过程会非常复杂，通常需要先进行正畸，将倾斜或者伸长的牙齿竖直或者压低后，再考虑修复方案。

126. 儿童缺牙需要镶牙吗？

儿童缺牙会影响儿童正常的咀嚼活动，一般可以做活动假牙来恢复其咀嚼功能。对于大多数的儿童，如果只是缺失个别乳牙，可以采用固定或者活动的间隙保持器来维持缺牙间隙，直至恒牙初萌为止。对于恒牙期的儿童，如果牙齿不幸早失，就需要制作活动假牙来恢复功能，同时利用活动假牙维持缺牙间隙。也有缺失全口牙的儿童，需要做全口假牙修复，因为儿童的适应能力强于成人，家长不必过于担心。

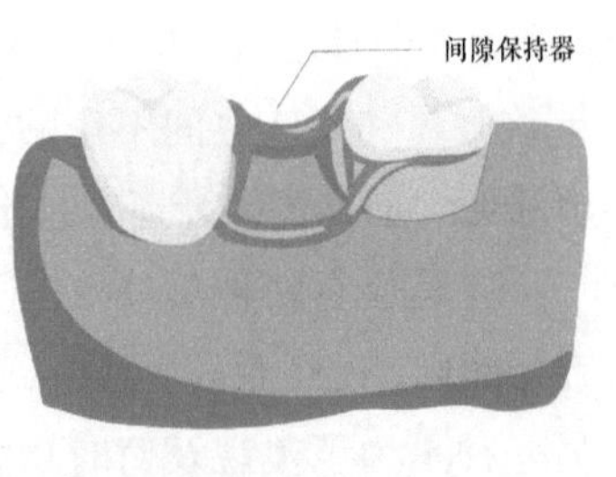

127. 缺牙后有哪些镶牙方式？

（1）活动义齿：即俗称的活动假牙。它是指患者可以自行摘戴的，利用口内剩余的牙齿和黏膜作为支持，利用卡环和底板（基托）作为固位的一种假牙。活动假牙因其底板大小不同而不同，通常缺牙越多底板也越大，异物感也越明显。

（2）固定义齿：即俗称的固定假牙、烤瓷桥。它是以健康牙齿为支持，把假牙粘固在两端的健康牙齿上、不能摘戴的一种修复方式。

固定假牙是目前临床应用较广泛的一种镶牙方式。但在人们护牙意识逐渐增强的今天，种植牙已经被越来越多的人所接受。

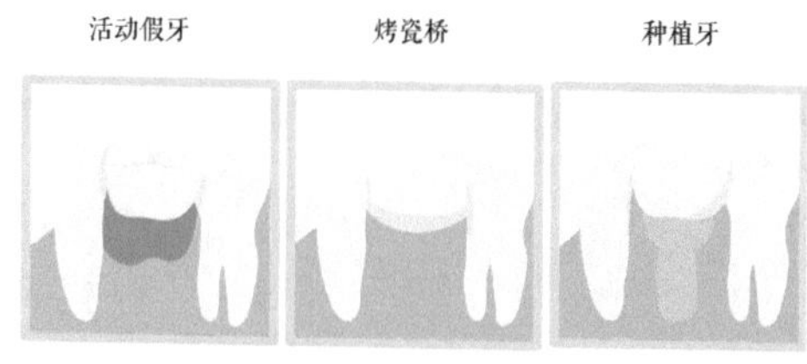

（3）种植义齿：即生活中常说的“种牙”。它是指把人工牙根植入牙槽骨，模拟天然牙根形态，使其基本达到接近天然牙的一钟修复方式。种植牙也被称为“人类的第三副牙齿”。

128. 镶牙前患者要进行哪些检查?

（1）检查剩下的余留牙，特别是缺牙相邻部位的牙齿，位置是否正常，咬合状况是否良好，牙体有无缺损、龋坏，牙周组织是否健康，牙石、软垢情况等。如果有以上问题，须经口腔内科和牙周科治疗后再镶牙。

（2）检查缺牙部位，伤口愈合情况是否良好（拔牙后 3 个月），有无遗留的残根、残片、突出的骨尖、瘢痕组织。如果存在此类问题，须经口腔外科处理后才能镶牙。

（3）检查患者全身情况，有无全身疾病（例如精神疾病等），有的话须等全身疾病控制、稳定后再镶牙。

129. 镶牙时为啥一定要磨牙齿?

不是所有镶牙的方式都需要磨除牙齿，磨不磨牙是根据镶牙方式和患者的口腔情况来决定的。镶牙的方式一般有活动假牙、固定假牙和种植牙，做活动假牙和种植牙基本上不需要磨除牙齿，

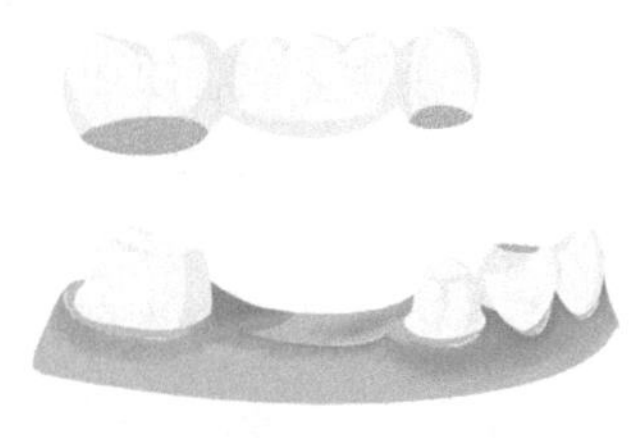

或只需少量磨除以便放置假牙的固位稳定装置；做固定假牙磨除较

多，一般会选择缺牙位置的相邻两个牙齿磨小，再套上已经制作完成的牙冠，这时相邻被磨小的牙齿就起着“桥墩”的作用。

活动假牙

130. 活动假牙的适应证有哪些？

活动假牙的使用范围极其广泛，个别牙齿、多个牙齿缺失都可使用，其适应证有：

（1）各种牙列缺失、缺损，缺牙数量较多、无法用固定假牙修复的情况。

（2）缺牙处范围较大，且缺隙两端的牙齿条件较差，比如相邻牙齿伴有松动、采用固定修复法作为基牙（“桥墩”）的支持力度不够。

（3）缺牙的部位同时伴有牙槽骨、颌骨、软组织缺损，如肿瘤切除后遗留空缺、唇腭裂等，需要通过基托来填补大范围的软组织缺损。

（4）牙齿磨耗较多或者上下牙缺失数目较多，造成上下牙没有直接咬合关系，导致面下 1/3 面高过短，此种情况需要升高、恢复上下颌之间的距离，通过活动假牙调整上下咬合关系，恢复面下 1/3 正常面高，恢复患者面部美观及正常功能。

（5）拔牙或者缺牙后需用临时过渡性义齿，以保持缺牙间隙，暂时解决前牙区美观及后牙区功能的问题。

131. 活动假牙由哪些材料组成？

（1）人工牙的材料

人工牙用来代替缺失的天然牙，可恢复牙冠形态和部分咀嚼功能。按其材质不同,可分为树脂牙、陶瓷牙和金属牙等,其相应的硬度、耐磨性也不同。前牙选择时，尽量满足美观和发音的要求；后牙选择时，尽量选择硬度大、耐磨性好的硬质材料，以满足咀嚼功能的需要。

（2）基托的材料

活动假牙基托的常见类型为塑料树脂基托和金属基托。塑料基托的颜色与牙龈相接近，但相对较厚，舒适度会受到一定的影响；金属基托较轻薄，热传导性好，异物感小，缺点是金属颜色与牙齿颜色不一样，且价格偏高。采用塑料基托与金属基托相结合的方式，既美观、又舒适，是最合适的选择。

132. 使用活动假牙有哪些注意事项?

（1）初戴时可能会有异物感，发音不清，口水分泌增加。注意每天坚持戴用，多数坚持一周即能明显适应。

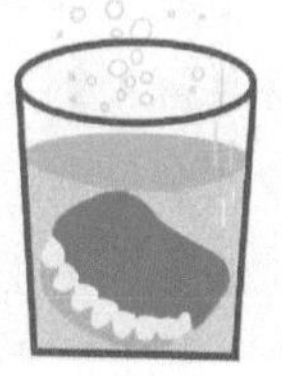

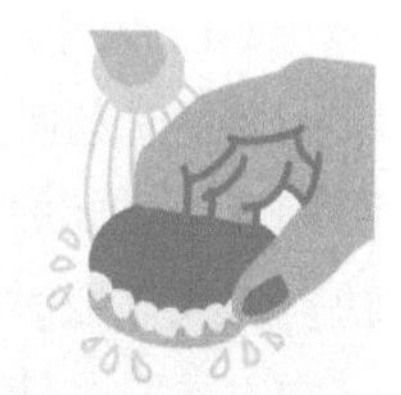

（2）若出现明显的压痛，请及时就医，切忌自己修理假牙。注意就医前活动假牙至少在口内戴足 2~3 小时，以便医生看到明显的疼痛点，能更准确地进行修改。

（3）每次饭后须取下清洗，但不可泡热水以及酒精等，否则容易导致假牙变形。可以采用专门的假牙清洁剂进行浸泡消毒。

（4）活动假牙有误吞误吸的风险，需要引起警惕。

（5）睡觉前尽量将假牙卸下泡在冷水里，并且每天更换清水。

133. 使用活动假牙可能会出现哪些问题?

（1）假牙引起过敏怎么办?

假牙一般很少引起过敏，如果出现荨麻疹、脸麻、牙龈黏膜红肿等症状，考虑更换材质。

（2）假牙吞进肚子怎么办？

如果没有明显不适，多吃富含膳食纤维的食物，如芹菜、芦笋等，大多会在3天之内排出。如果假牙面积较大，应立即就医，请消化科医生会诊。如果是隐形义齿，没有明显的尖钩，可以暂时观察，随时注意排泄物情况，如排泄物颜色出现暗红或者鲜红色，立即请消化科医生会诊。如果出现呼吸道症状，请内科或者呼吸科进行排查，防止误吞或者误吸带来的严重后果，尤其年老患者，感知力有所下降，更应及时发现和处理。

（3）假牙断了怎么办？

活动假牙金属部分折断，一般需要重做。但大部分活动假牙为树脂部分折断，可以尝试修复。当变形明显时，需要重新制作义齿。

（4）假牙用久了容易脱下来怎么办？

牙槽骨的吸收每时每刻都在发生，随着缺牙时间延长，活动假牙和牙床之间的密合度会变差，这种情况可以采用重衬的方法来解决。但大多数时候，还是因为卡环长期取上取下，导致弹性减弱、卡抱力减弱，只需要医生加紧卡环，增加卡抱力即可。

134. 活动假牙装上后能用多久？

一般情况下，活动假牙的使用年限为5~8年。随着年限的增加，假牙牙齿不断磨耗，同时牙槽骨不断吸收，须及时更换活动假牙。

活动假牙寿命的长短主要取决于牙列缺损的类型，余留牙的条件，以及医生的设计方案。影响使用寿命的另一因素是材料的选择，好的材料在一定程度上能延长使用时间。除此之外，患者在使用期间有任何不适，都要及时找医生调整。日常生活中，患者要学会假牙的自我保养，尽量延长其使用寿命。

135. 什么情况下活动假牙需要更换?

（1）明显变形，无法戴入口腔就位，也没有办法修复。

（2）假牙形态已被磨为平面，缺乏正常的窝沟形态，咀嚼的功能明显减弱，进食费力。

（3）放置卡环的基牙需要或者已经拔除，活动假牙难以固位，容易脱落，并且无法在原有基础上增加需要修复的牙齿。

136. 使用全口假牙有哪些注意事项?

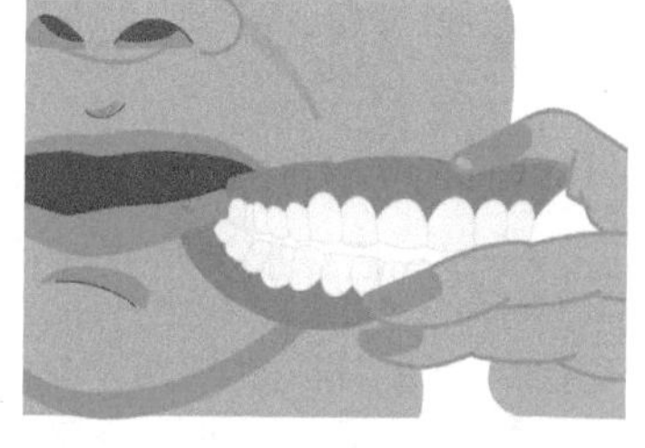

（1）戴用全口假牙后，若出现压痛，须及时请医生进行修改，就医前戴足 2~3 小时。切勿自行调改，这是最重要的一点。

（2）养成从软到硬、从细到粗的进食习惯，慢慢适应一段时间。进食后及时清洗假牙，每天睡前保证用牙刷刷一次，适当用一些牙膏。

（3）睡觉前取出，放入自来水中浸泡，切勿用开水、消毒液或酒精等浸泡。

一般情况下，建议 2~5 年后重新调整，5~8 年后进行更换。

137. 什么是隐形义齿?

隐形义齿是活动假牙的一种，这种假牙有一定的弹性，没有金属钩子，其粉红色树脂颜色接近于牙龈颜色，较为美观，故称为隐形义齿。由于隐形义齿采用单独黏膜支持，正常的咀嚼压力就会加速缺牙区牙槽嵴的吸收，因此建议只作临时过渡用。隐形义齿一般使用 2 年弹性就会消失，需要更换。主要适用于单个或者 3 个以内的前牙修复；也可用于单个后牙修复，但因承受压力过大，容易导致压痛。

138. 什么是即刻义齿?

即刻义齿是患者在天然牙还没完全拔除前预先做好，牙拔除后立即戴入的义齿。它是在拔牙创口愈合期间短期内使用的义齿。

对美观要求较高，或者出于某些职业需要的患者，可以选择即刻义齿。全身及局部健康状况良好，可以经受拔出较多牙的患者，特别是青年或中年人，适用即刻义齿。有慢性病、新陈代谢不正常、术后愈合较慢的患者，不宜使用即刻义齿。患有急性根尖周炎、牙槽脓肿、急性牙周炎者，不能采用即刻义齿。

139. 什么是覆盖义齿?

大多数情况下，镶牙都在牙根完全拔除后进行。但是也有特殊情况，比如因体弱无法承受拔牙手术的老年人，或者因身体其他原因不适合拔牙的患者，应尽量保留其牙根或牙冠，在对剩余的牙根进行根管治疗后，将活动假牙覆盖于牙根或牙冠之上。此即为覆盖义齿。

覆盖义齿在保留牙根或牙冠以固位稳定的同时，对维持牙槽骨高度也有一定的作用。采用覆盖义齿可改善基牙的牙周健康，延长基牙的使用寿命，有利于维持患者的咀嚼功能。

固定假牙

140. 什么是嵌体?

嵌体是一种嵌入牙齿内部、用来恢复牙齿形态和功能的修复体。与补牙类似，可以理解为间接补牙。高嵌体是覆盖牙尖的嵌体，当牙齿缺损范围较大、有牙折裂的可能时，可以使用高嵌体。相比全冠而言，高嵌体磨除的牙齿较少，所以更容易被医生和患者接受。

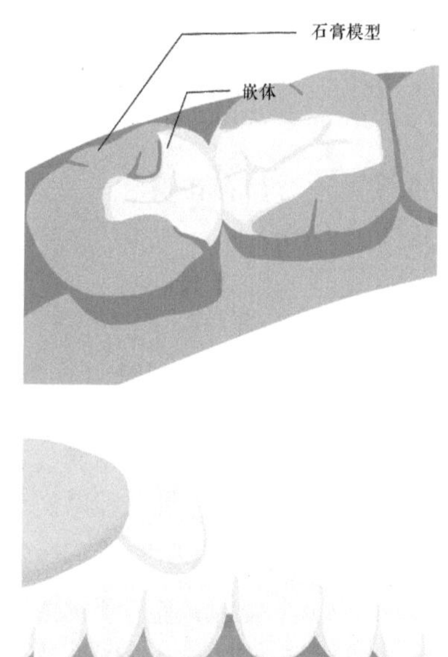

141. 什么是贴面修复？

所谓的贴面修复，是指在前牙表面有少量缺损、着色或者畸形等的情况下，为了保存牙髓而少磨牙或不磨牙，采用贴片覆盖牙齿表面以直接或间接恢复牙齿形状和色泽、达到美观目的的修复方法。贴面只适用于前牙。贴面可以达到以假乱真的程度，但强度相对较弱，因此贴面修复后的患者使用时要特别注意，不能咬过硬的食物。

常用的贴面材料有树脂、陶瓷两种。瓷贴面可以做得更薄一些，因此可以极少磨牙，甚至可以不磨牙。树脂贴面则需要足够厚度，且树脂材料容易老化，时间久后，会出现部分脱落或者边缘处变色。但瓷贴面价格更高，并且树脂贴面损坏后容易修复，而瓷贴面不易修复。

142. 什么情况下必须做牙套？

（1）当牙齿缺损严重，用其他方法不能修复时，为了更好地恢复美观和功能，必须给牙齿做牙套。大多数做过根管治疗的牙齿，牙齿缺损量往往较大，组织较脆弱，极易折裂。为了防止折裂，通常采用全冠或高嵌体修复，对于龋齿易感性高的人群尤其建议做全冠。

（2）牙齿因为各种原因（包括氟斑牙、四环素牙等）变色程度深，严重影响美观时，可以通过做全冠来恢复牙齿的正常颜色及形态。

（3）牙齿有间隙或不齐，有时候可以通过牙冠的美学修复来改善。

（4）牙齿存在咬合问题，需要全口咬合重建。

143. 全冠牙套有哪些材料？

（1）金属烤瓷冠：内冠为金属成分，外冠为陶瓷材料。因为金属元素不稳定、容易游离，对于牙龈组织较薄者，牙龈边缘容易透出金属的颜色（称之为灰线），会影响美观；同时，因为金属内冠的存在，牙冠的透明度难以实现，导致整个牙齿的美观性较差。金属烤瓷牙还会影响磁共振，产生较明显的伪影。

（2）全瓷冠：整个牙冠都为陶瓷材料。其美观效果最好，且对磁共振影响小，所以尽管价格较金属烤瓷牙贵，目前仍是最受患者欢迎的材质。

（3）树脂全冠：整个牙冠都为树脂材料。一般作为临时牙使用，因为材质易老化，需要足够多的咬合空间，对边缘密合度要求较高，不然容易咬碎。但对于磨耗严重者，树脂材料有利于保护对颌牙。

144. 戴上烤瓷牙、全瓷牙后要注意什么？

（1）不能咬太硬的食物。因为烤瓷牙需要自体牙齿支撑，承受力有一定限度，不能无限制地大力咬物而超出牙齿的承受范围。

（2）不能吃太黏的食物。烤瓷牙靠粘结力固定到牙齿表面，虽然强度非常大，但牙齿每天经历几百甚至几千次循环咀嚼，反复接受冷热刺激，甚至吃黏性很强的食物，也容易造成烤瓷牙松脱。

（3）保持口腔卫生。烤瓷牙与真牙粘结在一起，若不注意口腔卫生，细菌容易通过肉眼不可见的缝隙进入两者之间，造成烤瓷牙脱落。

145. 烤瓷牙、全瓷牙的使用寿命有多长?

烤瓷牙、全瓷牙若是没有损坏，牙齿没有出现龋坏或者炎症，不用刻意更换。一般而言，在后牙区，不考虑美观，修复体密合度好，患者口腔卫生习惯良好，可以视为永久修复体；在前牙区，考虑牙龈退缩的因素，通常可以使用10年左右。但如果为高笑线患者，金属烤瓷牙会暴露金属颜色、影响美观，则要及时更换。

具体而言，出现以下几种情况可考虑更换或拆除：

（1）牙龈边缘尤其是前牙出现明显灰线，影响美观。

（2）基牙龋坏，需要治疗。

（3）基牙出现根尖炎症。

（4）牙冠边缘密合度欠佳，导致牙周破坏，需要治疗。

（5）食物嵌塞明显，视具体情况，考虑拆冠的可能。

（6）崩瓷明显，影响功能及美观。

146. 戴了牙套的牙齿为什么会痛?

初戴牙套时出现疼痛，常见的情形是：

（1）与相邻牙齿接触过紧，通常稍有紧胀感，大多数容易适应。

（2）咬合位置太高，导致受力过大，需要及时找医生调改。

（3）牙神经有活力的牙齿出现牙本质敏感，应予适当观察，避免过冷过热的食物刺激牙齿，若症状加重，则需要做根管治疗。

戴牙套后期出现疼痛，常见的情形是：

（1）牙套里的牙齿（基牙）出现龋坏，出现牙神经炎症，或者牙神经坏死及根尖炎等，通常需要通过X线等辅助手段进行确诊。

（2）基牙出现牙周炎或者牙周脓肿，需要进行全口牙周系统治疗。

（3）相邻牙齿出现龋坏，出现食物嵌塞导致牙龈乳头炎，出现胀痛不适。

147. 戴了牙套的牙为什么还会蛀?

（1）牙冠边缘与牙齿不密合，食物残渣容易滞留，不及时清洁将导致龋齿。

（2）在戴牙冠之前未彻底去除龋坏牙体，或者部分牙齿因条件受限，无法彻底清理干净。

（3）患者本身对龋齿致病菌比较敏感，属于易感人群，易患龋齿。

（4）患者口腔卫生情况差，所有的牙齿都容易出现龋齿或者牙周炎。

148. 什么情况下装假牙需要打桩?

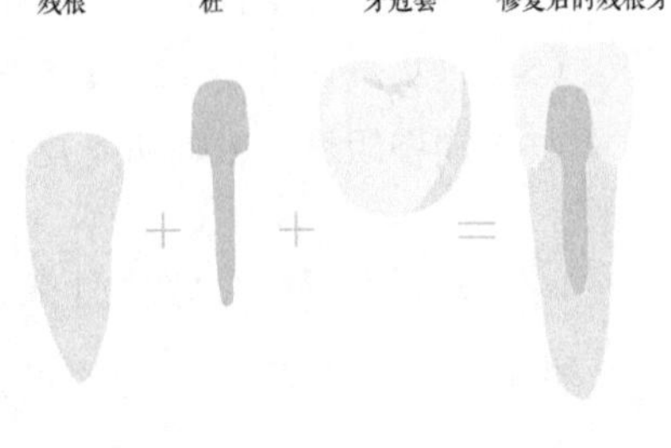

如果牙齿缺损量多，直接磨了做牙套或者高嵌体，容易使整个牙冠固位力不够。牙神经已经去除并且已经完善根管治疗的牙齿，根据牙根的长度比例，在根管内放入合适直径及长度的桩，则充填材料不容易脱落，其类似于植物嫁接术，可让没有牙冠或只留有较少牙冠的残牙再恢复一个牙冠，从而达到恢复功能与美观的目的。

目前临床使用的桩材料主要有玻璃纤维桩、金属桩、氧化锆桩核。

（1）玻璃纤维桩：美观，不易引起牙根折裂。

（2）金属桩：不美观，容易引起牙根折裂，但是可以改变牙齿角度，适用于牙冠角度需要调整，或者牙冠条件较差的患者。

（3）氧化锆桩核：美观，容易引起牙根折裂，虽也可以根据需要调整方向，但价格高。

149. 牙神经去除后一定要做牙套吗?

大多数患齿去除牙神经后都需要做全冠或者高嵌体，以预防牙齿折裂，但是以下几种情况可以考虑不做牙套：

（1）牙齿松动明显，或者对颌牙松动明显，不能承受较大的咬合力。

（2）牙齿剩余牙体壁厚度大于 3 毫米，剩余的牙体组织较多，可以承受正常的咬合力。

（3）对颌牙偏颊侧或者偏舌侧伸长，咬合力较小。

（4）开殆，上下牙没有咬合的情况。

（5）没有对颌牙，上下牙不发生咬合的情况。

一般情况下，根管治疗后要症状基本消除 1 周后才可做牙套，严重者可能要 1~2 月，具体须复诊观察后再作决定。

150. 什么是CAD-CAM冠?

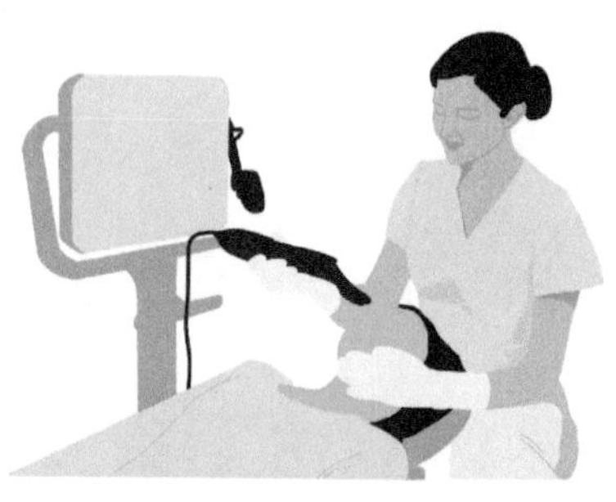

CAD-CAM 冠是目前主流的修复技术之一，它是借助椅旁计算机辅助制作设备，通过数字化口内扫描获取患者的牙齿模型，再利用计算机进行数据分析、辅助设计后，制作出的修复体。它的特点是方便快捷，节省治疗时间，缩短治疗过程。对于传统取模容易恶心的患者，采用 CAD-CAM 冠技术可以避开这一过程。

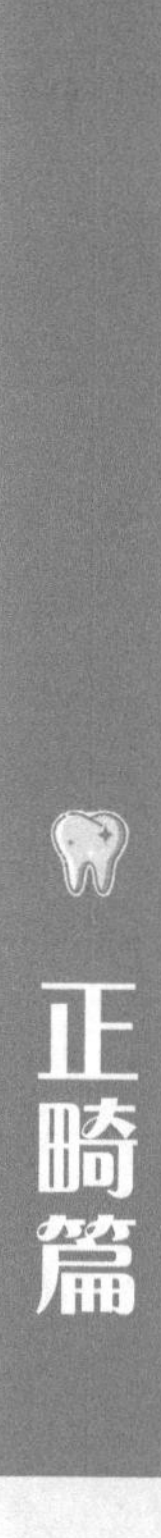

正畸基础知识

正畸治疗

正畸基础知识

151. 哪些情况需要做正畸？

一般来说，出现以下七种常见情况需要进行正畸治疗：

（1）牙齿排列不整齐、拥挤，或因空间不够导致牙齿重叠。

（2）牙齿排列稀疏、有缝隙，或因牙齿脱落、未补牙而造成牙齿间缝隙或空隙。

（3）龅牙，即上前牙过于外凸、嘴突。

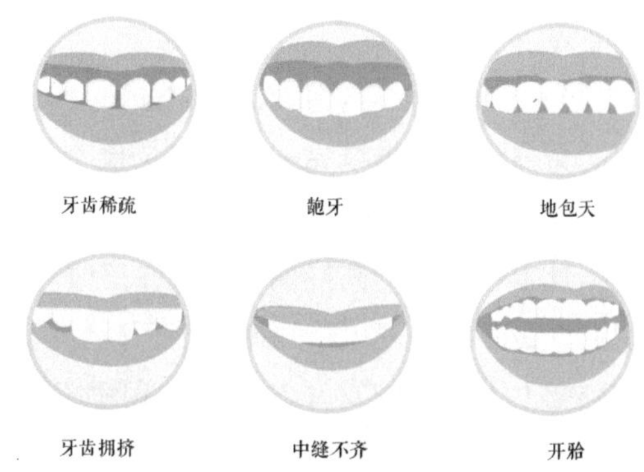

（4）开殆，当后部牙齿咬合在一起时，前面和/或侧面牙齿咬合面之间有空隙（会导致上下门牙无法咬切食物，说话漏风、喷口水、嘴巴无法闭紧）。

（5）反殆，下牙齿覆盖上牙齿，即下颌前牙咬到上颌前牙的外面，俗称“地包天”（除不美观外，会造成咀嚼、发声等功能障碍）。

（6）牙齿倾斜或牙齿长期缺损，导致相邻牙齿移位、对颌牙齿伸长，或错位咬合、正常咬合时上前牙不能略微地落在下前牙的前方，或中线偏斜、上前牙的中心线与下前牙的中心线不对齐。

（7）颜面颌骨异常，颌骨发育有问题。

152. 儿童什么时候可以开始牙齿矫正？

儿童阶段的矫正，可分为几个比较关键的时期：

（1）4 岁左右：有些孩子会出现乳前牙“地包天”，专业术语为前牙反𬌗。这个时候，如果孩子能够配合，可以进行活动矫治纠正前牙反𬌗，以促进上颌骨的生长发育，抑制下颌骨的发育，避免颌骨畸形加重。这也有利于孩子牙齿咬合功能的恢复，改善面型及心理健康。

（2）7 岁左右：如果错过了 4 岁时乳前牙“地包天”的治疗，7 岁时乳前牙替换完后，可以根据不同的前牙反𬌗病因机制，进行反𬌗的治疗。

（3）10 岁左右：儿童在这个年龄还没有完全换完牙齿，很多家长认为等孩子牙齿换完了再去正畸也不迟，其实这会延误一些伴有颌骨发育问题的孩子的治疗时机。一般来说，儿童在 10 岁左右已接近颌骨生长发育的高峰期，如果在这时对发育不良的颌骨进行功能矫治，在一定程度上可以解决或者减轻其颌骨发育的问题。通过矫治协调上下颌骨的发育，避免错𬌗畸形向更严重的方向发展，对于后期正畸治疗有很大的好处。甚至有些需要长大后进行正颌的患者，在经过早期功能矫治后，可以避免后期的手术治疗。

（4）12 岁左右：恒牙列替换完成，对于大多数牙齿畸形的患者，如果不伴有上述问题，在牙齿替换完后就可以进行正畸治疗。青少年处在发育阶段，牙槽骨可塑性强，对于矫治的反应会比较快，适应性较强，效果明显。

（5）对于有明显遗传倾向的严重骨性错𬌗畸形，单纯正畸治疗无法达到治疗目标，需要等到颌骨完全发育成熟（约在 18~20 岁）后进行正畸和正颌手术联合治疗，才能取得满意的效果。

153. 成年人还可以正畸吗?

随着生活水平的提高，很多成年的患者也想进行正畸治疗，以改善自己的咬合功能和面部形态，但是他们不清楚成年后是否还可以进行正畸治疗。其实现在的理念是，只要不伴有牙周病，成年人都可以进行正畸治疗；即使是牙周病患者，在进行牙周治疗、病情得到控制后也可以进行正畸治疗。

备孕期或怀孕的准妈妈也是可以做牙齿矫正的，但是在怀孕期间因为激素水平发生变化，加上佩戴矫治器后给口腔清洁带来了一定的难度，容易引起牙龈炎症，或者出现牙龈肿大的情况。因此，孕妇正畸一定要保证口腔卫生良好，做到勤刷牙、勤漱口。怀孕期间常会有呕吐的情况，尤其要注意及时漱口，以免口腔处在酸性环境，造成牙齿脱矿和蛀牙等。

154. 正畸一般需要多少时间?

不少家长在给孩子做正畸时，往往会催促医生，希望能快点完成箍牙过程。其实，牙齿移动不能违背科学规律，通常牙齿在 1 个月内的合适移动距离是 1.5~2 毫米。若超出这个范围，牙齿将受到过大的力量，如果移动得过快，有可能导致松动甚至脱落。

一般而言，轻、中难度的口腔正畸需要 1~2 年的时间，一些复杂病例则需要 3 年或以上的时间。具体到每个人不一样，要看孩子错𬌗畸形的复杂程度、孩子的配合度和依从性。

155. 正畸时会疼吗?

在上完矫治器之后，部分患者会出现牙齿咬合无力、酸软甚至疼痛的情况。这个情况通常持续 1 周左右，绝大部分患者能够忍受。在临床中，成年患者的反应会比较大。如果疼痛情况一直持续且越来越强烈，则要及时就医。平时可以适当采取一些缓解疼痛的办法，如含漱温盐水，进食较软、易咀嚼的食物等。

还有些患者在戴上矫治器后，由于口腔黏膜比较敏感，会出现口腔溃疡的情况。这个也是正常现象，溃疡持续 1 周左右一般会自动愈合。个别患者如果持续出现口腔溃疡，而且情况不断加重，则建议尽快复诊、找医生处理。有些牙列拥挤的患者，随着牙齿慢慢排齐，结扎在托槽上的钢丝会向后滑动，患者会感到钢丝扎嘴、不舒服，这时应该联系医生把长出来的钢丝剪掉。

156. 正畸会影响正常学习和生活吗?

牙齿矫正不会影响到正常的生活和学习。在治疗前期会稍有不适，在最初的2~3天会有牙齿酸软、轻微疼痛等不适感，这时可吃些面条或粥等较软的食物，但适应之后就可以正常饮食，不会出现明显的疼痛，后期甚至意识不到牙套的存在。当然，在矫正期间，一些基本的口腔卫生、定期复诊还是要做的。对于选择隐形矫正的患者来说，其舒适度相比传统矫治更好，对生活的影响更小，只要自己不说，基本上周围的人都不会意识到。

157. 正畸方案如何设计?

世界上没有两片完全相同的树叶，人也一样，每个人的面型、牙齿排列情况、错𬌗畸形程度、颌骨大小形态都是不一样的，所以医生制定的治疗方案也不会完全相同，需不需要拔牙、拔哪颗牙、拔牙间隙的分配等等，都不是统一的。

当然并非每个患者都适合进行正畸治疗，都可以用单纯的正畸治疗改善面型。对于面型瘦削、嘴唇较突而颧骨较高的青年女性，如果进行正畸治疗，其拔牙与否将会是一个十分两难的选择。这类患者如果进行拔牙矫治，那么矫治结束后，由于患者牙弓缩小，可能引起其颊部内陷，从而使面颊部变得更瘦而颧骨显得更高，呈现衰老的“正畸面容”，这样治疗结束后虽然患者牙齿变漂亮了，但面型却不如治疗前美观。因而，在十分重视面型的现代正畸中，不论作为医生还是患者，都应对这一点有一个清楚的认识，作出恰当的取舍。

正畸治疗需要个性化方案，没有一种治疗方案是完全普遍适用的。想要进行正畸治疗的患者朋友们，千万不要道听途说、盲目跟风，而是要结合自身情况，听取正畸专科医生的意见，找到适合自己的个性化治疗方案，这样才会获得最佳的美容效果。

158. 正畸的流程是什么？

（1）初诊：要求家长及患者均在场，初步确定患者是否需要正畸治疗，对存在的问题提出初步的治疗建议。如果患者需要治疗且有意治疗，则作下一步的检查以详细了解问题的所在：①取上下颌牙列研究模型；②照面像及口内像；③拍摄口腔及头颅的X线片、CT片。

（2）第一次复诊：根据初诊所取的模型、面像、口腔X线片、头颅X线片等，作出初步治疗方案，然后与家长及患者本人详细讨论存在的问题，确定最终治疗方案。具体包括：①可不可以进行正畸治疗；②需不需要拔牙，拔哪些牙；③疗效、疗程及费用。

（3）第二次复诊：分牙、补牙、洁牙（需要拔牙者在此前要拔牙）。

（4）第三次复诊：安装矫治器，以后每4周左右复诊一次。

159. 正畸的目标是什么？

我们追求的矫治目标包括：

（1）美观。就是将排列紊乱的牙齿矫治整齐，改善患者的颜面和侧貌，让患者拥有美丽的笑容。

（2）健康。通过正畸治疗让患者的牙齿及牙龈等牙周组织保持健康，同时增强其自信心，增进其心理健康。

（3）功能。通过正畸治疗改善患者牙齿的咀嚼功能，想吃就吃。

（4）稳定。就是将正畸治疗的成果保持住，避免反复。

牙齿矫正后达到的美好结果，会对一个人以后的生活乃至人生产生巨大的影响，它不仅仅是咬合功能上的变化——牙齿排列整齐、侧貌外形得到改善，拥有美丽自信的笑容，可以使一个人由内到外得到重生。

160. 正畸矫治器有哪些种类？

(1)活动矫治器: 用于个别牙不齐，儿童、青少年期前牙反殆、简单错殆畸形等。患者可以自行摘戴，便于保持口腔卫生；不影响美观，如遇社交场合，晚间戴即可。但是活动矫治器取戴麻烦，需要患者积极配合、坚持戴，否则疗效不佳。

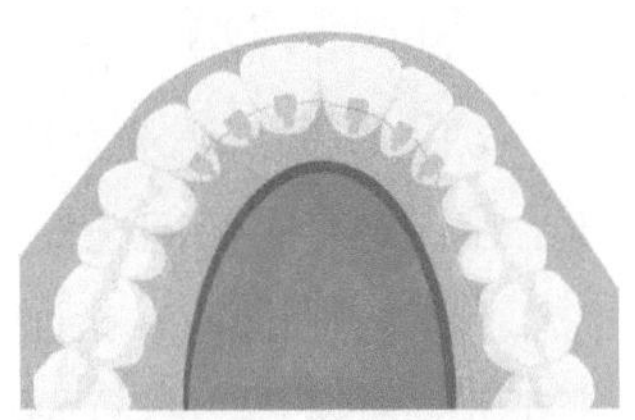

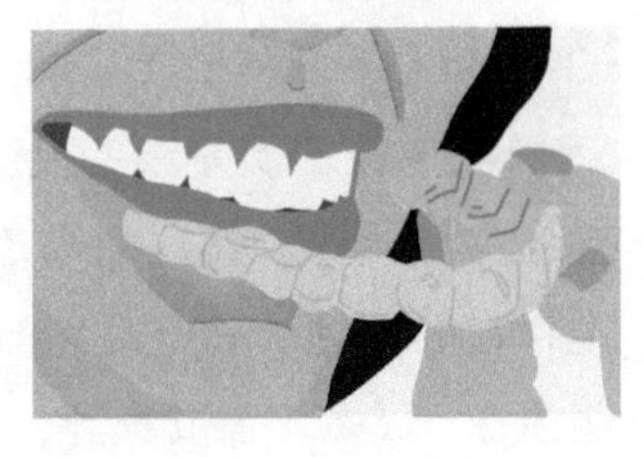

(2) 固定矫治器：可用于各年龄段的牙列不齐矫正，也是目前最常用的矫正方法。固定矫治器固位好，控制牙移动能力强，能矫治复杂的错殆畸形，但是增加了口腔清洁难度，需要特别注意口腔卫生，否则易引起龋齿、牙周炎。

(3) 舌侧矫治器：将矫治器安在牙齿的舌侧进行矫正。它通过先进的数字辅助设计、制作及成像技术，为患者量身定制符合其牙齿特点的个性化托槽，并模拟矫正后的预期效果。其优点是比较美观，但是影响舌头活动，价格也较高。

(4) 无托槽隐形矫治器：无托槽隐形透明正畸。它运用三维电脑技术，为患者量身定制一系列隐形透明牙托来矫正牙颌畸形，于不知不觉中完成矫正，在美观性、舒适性、口腔卫生维护的便利性上都具有传统固定矫正器不可比拟的优势。不过无托槽隐形透明正畸发展时间相对较短，有很多地方还不完善，对于一些复杂的牙齿畸形矫正，效果比不上传统的固定矫治器。

161. 正畸前为什么要拍片子？

通过拍片，正畸医生可以初步了解牙根、牙槽骨和颞下颌关节的情况，判断上下颌骨和牙齿的位置，以及软组织侧貌。在对牙齿及颌骨结构情况有了全面的了解后，正畸医生才能“对症下药”，制定合适的矫正方案。

一般来说，在初诊时需要拍摄曲面断层片，即全景片、头颅侧位片。通过全景片可以看到整个牙列（包括牙根）、牙槽骨和关节的情况；借助头颅侧位片可以对上下颌骨畸形程度、软硬组织等进行测量，分析引起畸形的是骨性因素还是牙性因素，帮助医生了解牙齿、颌骨的状态及变化情况，并作出侧貌的美学评估。这些数据是拟定治疗计划的重要基础信息，在治疗计划的确定上起着举足轻重的作用。

全景片和头颅侧位片是二维的图像，有的医生可能还会要求加拍小牙片或者 CBCT，以了解牙齿的三维空间结构。

162. 正畸会引起牙齿松动吗？

临床上有不少患者，本来已下定决心要做矫正，却被身边的人劝阻，理由通常是矫正会影响牙齿的寿命，会使牙缝变大，引起牙齿过敏、松动，等等。从实际过程来说，正畸中确实会出现牙齿松动，这是因为实现正畸的基础是牙槽骨“受压吸收，受牵拉增生”，牙齿通过弓丝的力量重建正确的牙弓轨道，这个过程中大部分牙齿需要移动，离开原来的位置到达新的位置，所以牙齿松动是必不可少、也不可避免的。若力度过小，矫正周期会变长；反之力度过大，或牙根先天不足，牙周就会受到损伤，牙齿出现松动迹象，又需要时间来修复，影响进一步的正畸治疗。这个过程需要专业的正畸医生来监控、把握。而当正畸治疗完成后，随着牙周组织的改建，牙齿就会越来越稳固。

163. 正畸会导致“牙套脸”吗?

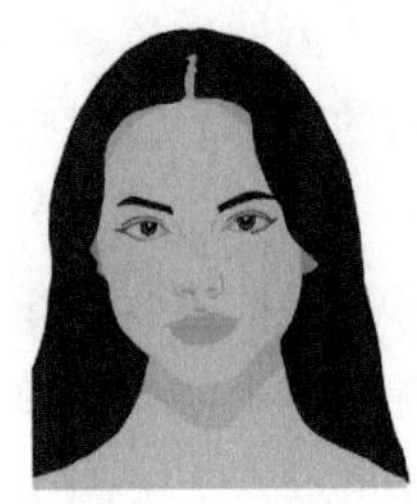

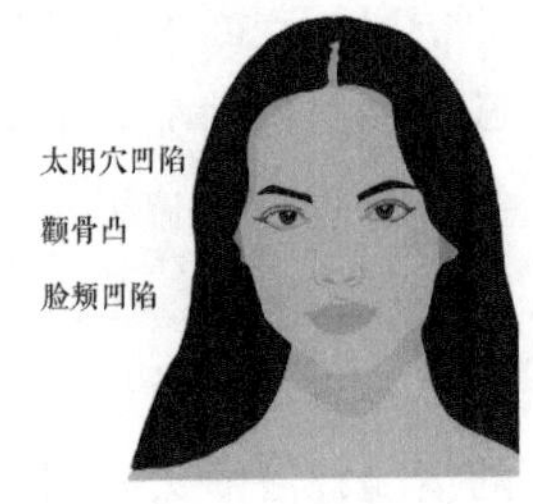

有一种说法，正畸拔牙治疗可能导致“牙套脸”，其主要特征为：颊部变凹，颧骨变突出，太阳穴变凹，脸变瘦，法令纹加深。日常经验显示，正畸治疗后成年女性患者的颊部丰满度确会有所下降，即脸颊部略有变平，这是真实存在的，并非一些患者的臆想。

但是正畸学里并没有“牙套脸”这一概念。研究证明，无论拔牙与否，患者的颊部丰满度都会有所下降，二者之间没有显著差异。事实上，如果面部软组织的总量不变，拔牙内收后，前突的嘴唇后退，理论上应该有更多的软组织堆积于颊部，更不易凹陷。因此拔牙不是“牙套脸”的罪魁祸首。如果说拔牙矫治患者的“牙套脸”真的较非拔牙矫治明显，其原因更可能是因为拔牙矫治的时间更长，对咀嚼的影响更大。

164. 如何防治“牙套脸”？

正畸期间，应吃正常的食物而非只选软食，可以多嚼口香糖或“咬胶棒”（只要关节正常）。另外，多做一些面部表情肌的训练，如笑容练习，或有些牙友发明的“牙套操”，都能减少面部肌肉萎缩。同时可适量增加脂肪摄入，保持正常体重。在正畸结束后，可以根据个体情况通过面部注射改善。总之，“牙套脸”真实存在，但并不可怕，对大多数人无影响，对部分人甚至可以说是有利的，而且有相应的防治措施。不要让“牙套脸”成为阻碍你接受正畸治疗的阴影！

165. “牙套脸”形成的原因是什么？

正畸过程中牙齿会移动，相应地改变着牙槽骨的形态，但无论如何改变不了颧骨的高度。因此，出现“牙套脸”不是因为颧骨增高了，而是由于软组织的改变。

（1）肌肉萎缩。正畸期间，由于牙齿移位、疼痛等原因，进食硬物减少，咀嚼运动减弱，导致咀嚼肌的萎缩。负责上提下颌骨的主要咀嚼肌是颞肌和咬肌，颞肌萎缩的直接后果就是“太阳穴变凹”，咬肌萎缩则会让“脸变小，下颌角变柔和”。此外，颊部参与咀嚼或表情的颊肌、颧大肌等，都可能发生一定程度的萎缩，从而造成“颊部凹陷”。还有，肌肉萎缩后，脂肪也会相应减少。但对于绝大多数患者而言，只要治疗得当，正畸提升颜值的效果是明显的。

（2）正畸过程中“垂直向高度增加”，会造成颊部软组织拉长，从而发生凹陷。

（3）增龄性变化。20 岁之后，即使没有正牙，面部脂肪也会逐渐减少。如果你的年龄在 20 岁以下，那几乎不用担心“牙套脸”，因为此时你脸上的“婴儿肥”足够对抗。

（4）成年人减肥、消瘦等也会导致类似“牙套脸”的面部变化。

正畸治疗

166. 正畸为什么需要拔牙？

随着人类的繁衍进化，人类的头部比例发生了很大的变化，大脑所占的体积越来越大，上下颌骨的体积却越来越小。早年的口腔医师采取扩大牙弓的方法进行正畸治疗，但对很多人来说，扩弓的作用是有限的，而且复发率很高，治疗效果并不能够得到长期、良好的维持。而上下颌骨就是牙齿的家，家的面积越来越小，导致人类本身的32颗牙齿不能很整齐地排成完美的弧形，最直观的结果就是牙列拥挤、龅牙。对于严重拥挤、突牙的患者，拔牙矫治会对牙齿排列产生很好的效果；正畸过程中将突出的牙齿回收，患者的面型及面部美观度也能得到极大的改善。

167. 所有正畸患者都需要拔牙吗？

不是所有患者都需要拔牙矫正的。正畸拔牙的目的之一是要解除拥挤，就好比人多凳子少，凳子不能增加的时候，只有减少人的数量才能让大家都坐下。“凳子”就像是我们的上下颌骨，而“人”就像是我们的牙齿。过了生长发育期的患者，颌骨后续能够生长的量是非常有限的。轻度拥挤（拥挤量为2~4毫米）和部分中度拥挤（拥挤量为4~8毫米）可以通过扩大牙弓长度和宽度，或邻面去釉、增加间隙的方式予以解除，重度拥挤的患者则必须通过拔牙获得足够的间隙，才能取得良好的正畸效果。

有些患者虽然牙齿并不拥挤，但会觉得“牙齿龅”“嘴巴凸”，这种情况一般也需要拔牙，医生可以利用拔牙获得的间隙，内收前牙，改善牙弓的凸度。如此，正畸治疗结束后，不仅牙齿排列整齐了，面型也会有一定的改善。

另外，磨牙关系也是正畸医生非常关注的一个因素。只有将后牙调整到良好的“尖窝交错”的咬合关系，才能获得最大的咀嚼效率，并维持正畸治疗的稳定性。磨牙关系的调整离不开牙齿的移动，这种移动也是以牙列中存在间隙为前提的，故而磨牙关系也是医生决定是否拔牙的考虑因素之一。

168. 正畸拔牙需要拔哪些牙？

在拔牙的病例中，最多拔除的牙齿是第一前磨牙，也就是位于虎牙之后的第一颗牙齿，我们通常称之为 4 号牙。这颗牙对牙弓的形态和功能影响相对最小，拔除以后，在它后面还有另一颗形态相似的第二前磨牙可以行使类似功能。

在拔牙数量方面，通常需要拔除 4 个 4 号牙。有些家长难以接受，觉得拔除 1~2 颗还可以，一下子 4 颗都拔掉，实在吃不消。然而口腔内每颗上排牙齿都有对应的下排牙齿，通过相互协作完成咀嚼功能，保证牙弓及面部的对称性及美观性。如果单单拔除某一颗牙齿，关闭间隙，会导致牙齿中线不对正、牙弓偏斜、咀嚼功能异常、口周肌异常或面部偏斜。当然在一些特殊情形下，如先天缺牙、颌骨间严重不调，医生可能会选择非常规拔牙。

169. 正畸需要拔牙的时候坚持不拔牙会怎么样？

在牙齿排列不整齐的情况下硬性排齐牙齿，牙齿会“散出去”，导致原来正常的侧貌发生改变，说话的时候会感觉“满嘴都是牙齿”。对于美观来讲，反倒是个破坏。同时，牙齿和骨骼不匹配也会导致咀嚼功能障碍。有句话叫“美人在骨不在皮”，牙齿与骨骼的良好配合使面部的比例更好，牙齿排列整齐的人面部更显完美。

从健康角度来说，不整齐的牙齿易发生蛀牙，容易有牙石、牙垢附着，导致牙龈红肿出血、食物嵌塞、咬合异常。拔牙矫正可将牙齿的排列和咬合关系调整好，从而降低龋病、牙周病、关节病等的发生概率，一路健康地陪伴我们生活下去。

170. 正畸拔牙会有后遗症吗？

正是因为拔牙间隙的存在，才可以将拥挤不齐的牙齿排列整齐，使前凸的门牙得到回收。在矫治过程中拔牙间隙会逐步关闭，矫治结束的时候不会留下空隙，更不会有重新镶牙的担忧。最后也不会造成牙齿松动，因为导致牙齿松动的不是牙齿矫正，也不是拔牙，而是牙周支持组织。正畸治疗前，医生会作全面的检查，在确定局部及身体条件允许的情况下，才能选定拔牙的牙位；拔牙后，按照医嘱执行，就能最大限度地避免拔牙并发症，拔牙创口也会很快愈合，几乎不会对口腔健康及身体健康造成不良影响。

171. 正畸拔智齿能瘦脸吗？

拔智齿可以瘦脸的说法由来已久，主要是一些人想当然地认为，智齿长出来后占据了口腔空间，"撑大"了两颊。实际上，影响脸下半部分宽度的主要是下颌骨的形态，如下颌角大小、下颌骨外斜线凸度、颊脂体容积等。而智齿是长在颌骨里的，没有支撑脸部的作用，对脸型宽度没有明显影响，所以通过拔智齿瘦脸的效果微乎其微。

不过拔牙后的一两周内，对于饮食方面的妨碍作用很大，有人因为暂时不能敞开饮食，可能看起来会有些消瘦。

172. 什么是支抗钉？

很多人在牙齿正畸的过程中，会遇到医生说需要"打骨钉"的情况。这是因为在牙齿矫正的过程中，想要达到最佳的治疗效果，必须精确控制牙齿的移动，比如朝哪个方向移动、移动多少，该动的动、不该动的不动。

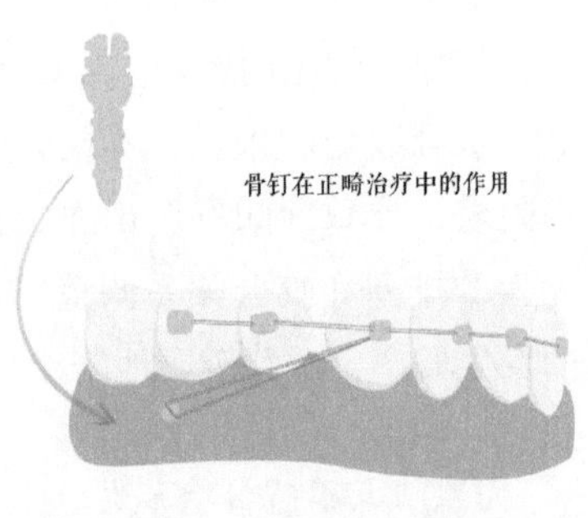
骨钉在正畸治疗中的作用

而要合乎心意地移动牙齿且不产生副作用，很多时候必须依靠牙齿以外的施力点。能够发挥这一重要施力作用的就是支抗钉，又叫微种植钉、微骨钉，是由纯钛或不锈钢制作的特殊小钉，学名叫“暂时性支抗装置”。

支抗钉可以利用支抗体让该动的牙齿移动，不该动的牙齿不动，从而让矫治达到事半功倍的效果。但并不是所有的牙齿矫正都需要打骨钉，具体要根据医生制定的正畸方案来决定。

173. 支抗钉有哪些作用？

支抗钉是近年来正畸治疗的革命性突破之一，有着各种各样的用途，使得正畸治疗的效率和效果都大大提高。

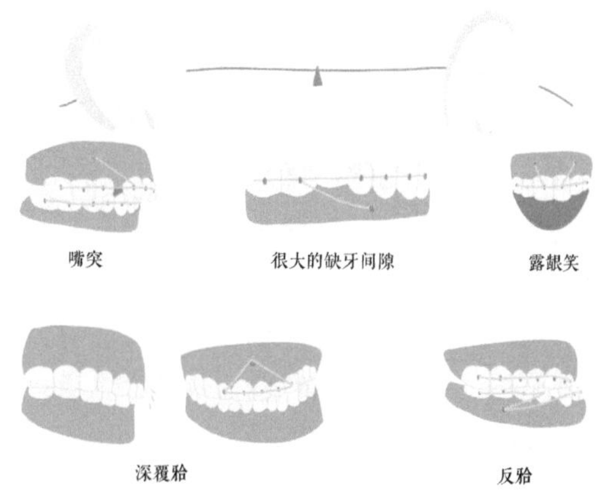

（1）唇前突拔牙矫治时，利用支抗钉可以最大限度内收前牙、关闭拔牙间隙，使侧貌明显改善。

（2）压低上前牙，减小深覆𬌗，或防止咬合加深。

（3）压低下前牙，减小反𬌗，利于“地包天”的改变。

（4）前移后牙，关闭间隙。

（5）竖直倾倒的后牙。

（6）压低后牙长期缺失后伸长的牙齿，为修复作准备。

总之，支抗钉植入手术操作安全、时间短、风险小、费用低，手术及术后的不适感小，已经成为高水平正畸治疗不可或缺的神器。

174. 打支抗钉疼吗？

打支抗钉是不怎么疼的，打支抗钉和拔牙相比，前者好似被扎一针，后者仿如被砍一刀。支抗钉是植在骨头上的，借骨头的力把牙齿移动到我们想要的位置上，使得牙齿矫正的效率大幅提高。由于牙槽骨内分布的痛感神经末梢并不多，所以麻药消退后不会有明显的疼痛感，而且支抗钉植完后不会出血，因此也不用忌口。

175. 打支抗钉有风险吗?

支抗钉种植的风险很小，松动脱落几乎是其唯一的风险。支抗钉松脱本身并不会造成伤害，只需换其他位置重新植入即可。松脱的一个重要原因是清洁不佳导致的支抗钉周围炎症，所以在刷牙的同时需要清洁支抗钉周围，并在植入后常规使用漱口水。如果觉得支抗钉磨嘴（刺激黏膜），一般可以使用黏膜保护蜡来包裹支抗钉，若严重不适则请与正畸医生联系。

176. 正畸过程中如何保持口腔卫生?

（1）对于活动矫治器，每餐之后都要取下矫治器刷牙，矫治器也要做相应的清洁。

（2）对于固定矫治器，每餐之后必须刷牙，务必将托槽以及弓丝周围的软垢和食物残渣清洁干净。

（3）对于喜欢吃零食的患者，建议集中一段时间吃，吃完之后进行口腔清洁，每次刷牙的时间最少要 5 分钟。

（4）建议少用漱口水，有时可用盐水漱口。

177. 正畸过程中的饮食有哪些注意事项?

由于正畸矫治器是粘在牙齿上面的，因此不能够承受很大的咬合力，硬的食物如骨头、甘蔗、干果等不能吃，否则会导致部分矫治器（即托槽）脱落；大块的食物如苹果、雪梨之类不能直接用前面的牙齿啃，要切成小块让后面的牙齿来嚼；黏的食物如口香糖、

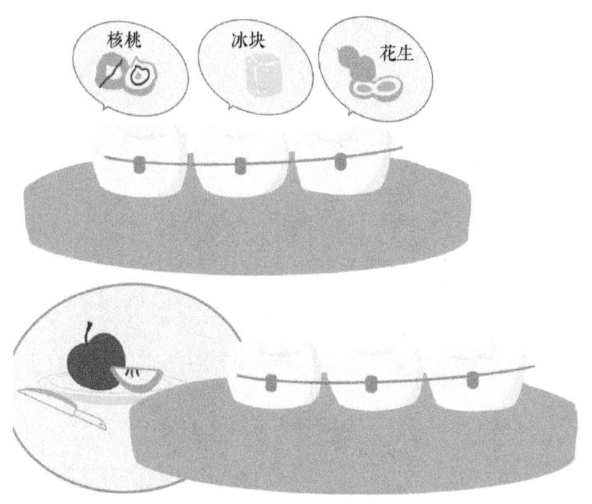

年糕等尽量少吃，因为戴上矫治器后吃这类食物牙齿不容易清洁，会导致口腔卫生变差。

178. 正畸过程中为什么容易出现牙龈退缩?

正畸过程中常需要往嘴唇相反方向移动牙齿，而非常不巧的是，牙齿周围靠近嘴唇一面的骨头最薄，如果在正畸过程中或正畸完成后口腔卫生差，菌斑堆积多，在正畸力量和细菌的双重刺激下，就容易发生牙龈退缩。

另外，不良的刷牙习惯，如使用硬毛牙刷或长期“大力”横着刷牙，常常导致牙龈退缩，同时还会造成牙齿损伤，即楔状缺损；错误的牙线使用方法，如“直来直往”地使用牙线，也会导致牙龈退缩，这种退缩主要表现为牙龈“裂开”。

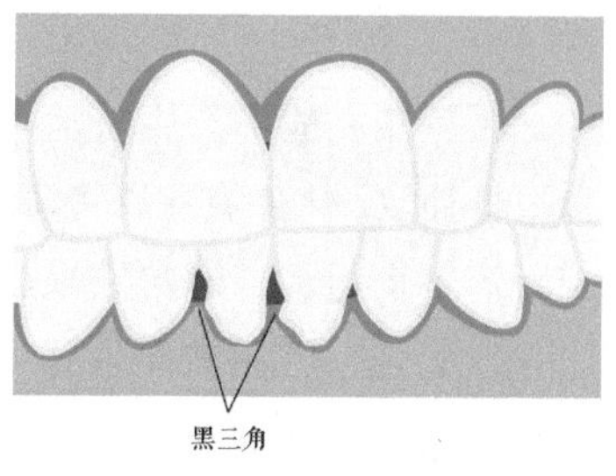

创伤和细菌是导致牙龈退缩的两大主要病因，所以在矫正牙齿的过程中一定要保持良好的口腔卫生，正确地刷牙和使用牙线。

179. 正畸后一定要戴保持器吗?

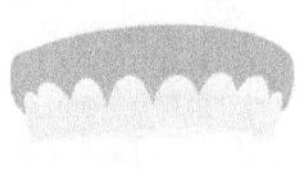
透明保持器

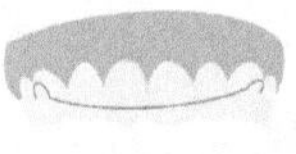
哈雷保持器

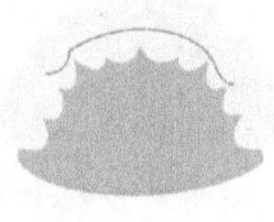
舌侧保持器

保持器是正畸治疗结束后，为防止复发而制作的，是正畸治疗的一部分，不可轻视。戴保持器在整个正畸治疗过程中意义重大，因为当牙齿刚刚排列整齐时，牙齿在新的位置上还未稳定，若不戴保持器，牙齿就会移动到它原来的位置，牙医称之为复发。

从原理上来说，牙齿周围的软组织如嘴唇的肌肉、面颊的肌肉、舌头等对牙齿施加的力构成平衡力，矫治过程中矫治力打破了原来力的平衡，矫治结束后虽然牙齿的形态虽然得到了纠正，但原先牙颌畸形的肌动力平衡未完全纠正，新的肌动力平衡未完全建立，此时牙列状态尚不稳定，容易发生反弹，回复到原来的位置，这样牙齿矫正就前功尽弃了。

因此，必须依靠戴保持器将牙列稳定在新的位置，让它有足够时间进行生物学改建，这一过程最终完成后，才算是真正拥有了一口整齐的牙齿。

180. 戴了保持器就一定不会复发吗?

保持器一般不产生矫治力，一旦牙齿移动出现复发，保持器本身很难补救。比如有些患者矫治结束后，如果还有吮指、伸舌、咬笔、咬唇等不良习惯，矫治结果就会变得不稳定，原来的错𬌗畸形有可能重新出现。因此戴保持器很有必要，但最重要的还是要养成好的习惯。佩戴保持器一般需要两年时间，前期 6 个月左右要求患者昼夜戴用，1 年以后才可大幅度减少保持时间，一般只要夜间戴用，这需要在复诊时由医生根据保持效果来决定。近几十年里，正畸医学一直在改进方法，努力提高正畸治疗后的稳定性，即将牙齿尽可能精确地保持在去除矫治器时所在的位置。

181. 佩戴保持器有哪些注意事项?

（1）初次佩戴保持器 3~7 天，会有影响发音或者唾液增多的现象，这是正常的，以后将逐渐适应。

（2）每天要佩戴 20 小时以上，尽量长时间持续佩戴，不宜频繁取下，取下则不超过 1 小时。严禁在吃东西时戴用，以免影响咬合及颞下颌关节。

（3）取下时应使用双手，传统保持器从两侧位于后牙区的钢丝处轻力取下，透明保持器沿外围口角处从后向前均衡力量取下。

（4）取下后应置于硬质带盖容器中妥善保存，不宜用餐巾纸包裹放于包内、纸杯内或者口袋中，以免保持器被挤压变形或损坏。也不宜直接置于桌上，以免丢失。

（5）做好保持器的清洁卫生，每天应清洗两次以上，清洗时使用流水，用牙刷沾上牙膏在手心里打出泡沫后轻轻刷洗。不得用开水烫，或者用酒精等消毒液浸泡，以免保持器变形。

（6）佩戴保持器的患者每 2~3 个月需复诊 1 次，或遵医嘱进行复诊，每次复诊前须与医生电话预约复诊日期。如保持器出现损坏或丢失，请及时致电医生预约重做。

种植篇

种植牙基础知识

种植牙手术

种植牙维护

种植牙基础知识

182. 什么是种植牙？

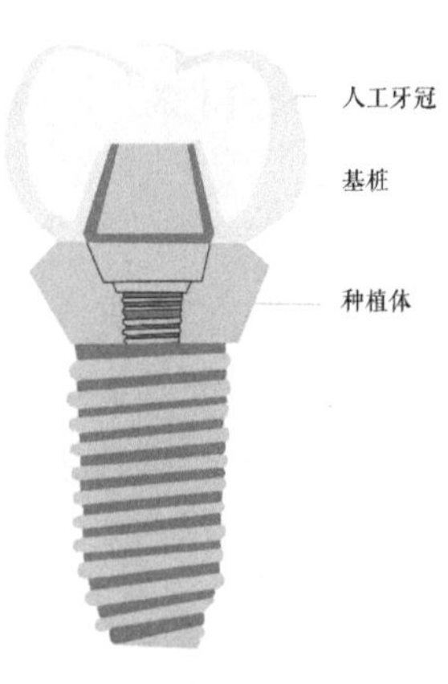

种植牙通常采用人工材料（如钛合金、氧化锆等）制成种植体（一般类似牙根形态），经手术方法植入组织内（通常是上下颌骨）并获得骨组织牢固的固位支持，通过特殊的装置（专业名称为基桩）和方式连接支持上部的人工牙冠。种植体与牙槽骨成功结合、完成修复牙冠后，可以在功能、结构及美观上取得与天然牙十分相似的修复效果。种植修复如今已被越来越多的患者所接受。

183. 种植牙对身体有害吗？

目前，常用的种植材料为金属钛和钛合金。钛与人体组织生物相容性好，即与人体免疫系统不排斥、可兼容，无毒、无磁性、无刺激性，具有良好的机械和生物化学性能，能与骨组织长期结合。因此，作为种植材料，其性能稳定、安全，不会对人体产生不良影响。钛除了用于种植牙外，还广泛地用于人工骨关节、美容整形固定、心脏起搏器等。

184. 种植牙会自己慢慢长出来吗？

很多时候种植牙会被患者误以为是把种子埋进牙床，会自己慢慢长出来，因为“种植”一词比较容易和植物种植联系起来。实际上，

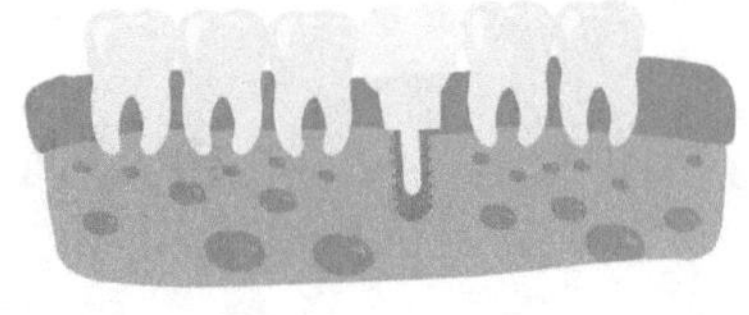

植入牙槽骨的种植牙大小、位置都不会改变，种入后真实发生的情形是，成骨细胞慢慢爬入种植体表面的小凹陷区域并逐渐增多，越来越多的骨细胞抓住种植体，最终与种植体完成骨性结合。医生是在这个结合完成后，再对上端的牙冠进行修复。所以，种植牙不是自己长出来的。

185. 种植牙和天然牙有什么区别？

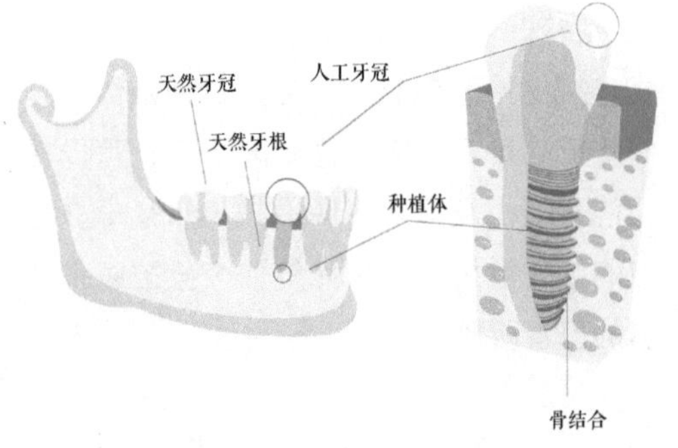

种植牙模仿天然牙的形态，从外观上看没有明显区别。天然牙与牙槽骨之间存在牙周韧带，韧带具有一定的弹性，当牙齿受到咬合力时，会有轻微下沉，如果力量过大，会有疼痛感，条件反射下会自动避开过硬食物，相对来说不容易出现牙槽骨的吸收，牙周韧带相当于保险丝的作用。而种植牙缺乏牙周韧带，即使咬合力过大，也不会产生任何不适，如果咬合力长期过大，久而久之就会导致牙槽骨吸收，导致不同程度的牙槽骨破坏。

186. 种植牙和固定烤瓷桥有什么区别？

如果种植区域牙槽骨条件好，种植成功率就高，患者术后反应小，建议做种植牙。对于年龄轻、相邻牙齿很健康的患者，如果采用烤瓷桥修复，至少需要磨除2颗相邻牙齿（牙整体磨除1.5~2毫米厚度），有些牙齿因为咬合关系或位置倾斜等原因，甚至需要抽出牙神经，尤为可惜。只有种植区域牙槽骨条件欠佳，相邻牙齿也已经作了牙神经处理，且牙齿不松动，才适合固定烤瓷桥修复。

种植牙相当于给了口腔一次新的机会，在不考虑费用的前提下，种植牙肯定是首选方案，它的主要优点是不伤害邻牙，还能保护邻牙，替邻牙分担咬合力。相比之下，烤瓷桥有更多的后续风险，烤瓷桥的桥墩万一出现问题，还得重新拆除，不仅增加了牙齿破坏的机会，而且也增加了治疗的费用。

187. 不同种植品牌有什么区别？

不同种植品牌的骨结合效果没有太大差别，主要区别在于形态和结构，临床适应证相应有所不同。比如牙槽骨高度不足，需要选择短植体；牙槽骨宽度不足，需要选择更细的植体；前牙区可以选择有利于美观的植体。种植体则分为亲水性植体和疏水性植体，亲水性植体可以缩短骨结合时间，一般 1~2 个月就可以进行种植修复，而常规的疏水性植体需要 3~6 个月才能完成骨结合。

188. 种一颗牙需要跑医院几次？

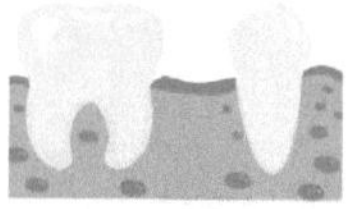

1. 缺牙状态

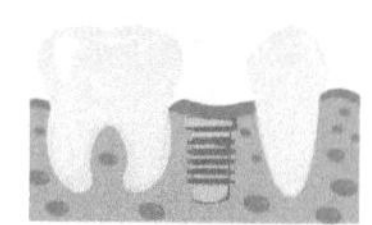

2. 第一次手术

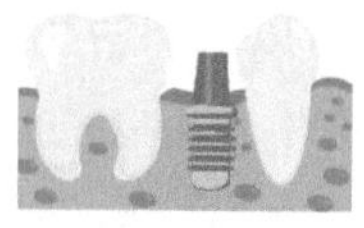

3. 第二次手术

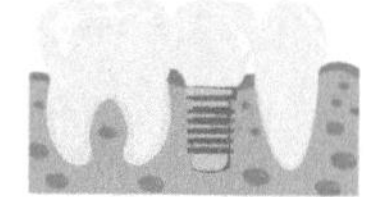

4. 制作人工牙齿

种牙的过程包括种植体植入（一期手术）、拆线、放置愈合基台（二期手术）、种植取模、戴种植牙冠，绝大多数情况下需要去医院 4~6 次才能完成。如果患者的牙槽骨条件及牙龈条件非常好，那么去医院 2~3 次即可完成修复。这是因为，在牙槽骨条件及牙龈条件非常好的情况下，一期、二期手术可以一起做，甚至不需要拆线，时间上只要 2~3 个月就可以直接取模。

189. 哪些人不适合种牙？

（1）患有全身慢性疾病或病情未得到稳定控制的患者，不适合种牙。包括结核病、糖尿病、血液病、高血压、心脏疾病、脑血管疾病等。

（2）咬合不正常的患者暂时不适合种牙，而应该在矫正后再种植。比如对颌牙伸长、邻牙倾斜、错殆畸形等，大多应先矫正、再种植。

（3）有口腔疾病的患者，如牙龈炎、牙周炎等，治疗后才能种植。至少要经过牙周基础治疗，在患者已学会有效控制菌斑后再进行种植。

（4）牙槽骨病变区域种牙，须在病变得到治疗、牙槽骨稳定的情况下进行种植。

（5）严重酗酒、吸烟者，须戒烟戒酒后再进行种植。

（6）化疗后的颌骨不能做种植牙。3~5 年后可以考虑种植。

（7）张口受限的患者不适合做种植牙。尤其最后一颗大牙，若张口度不够，医生无法进行操作。

（8）有严重的心理障碍，无法与医生交流的患者。

（9）孕妇、妊娠期妇女不适合做种植。月经期属于相对禁忌证，须根据具体情况决定。

190. 怀孕期间能种牙吗？

怀孕期间不建议种牙。理由如下：

（1）怀孕 3 个月以内的胎儿对射线和药物比较敏感，射线对于孕妇应尽量避免，也不宜用麻药。而种植手术前需要拍摄 X 线片、CT 等，以了解种植区域牙槽骨的情况，有些时候术中术后也需要拍片。怀孕 4~6 个月属于相对安全期，但也要根据孕妇总体情况谨慎考虑。

（2）孕期口腔炎症相对较多，常见妊娠期牙龈炎、牙龈瘤等，相对会产生更多、更复杂的细菌，增加手术感染的机会。作为孕妇来说，孕前应检查牙周及龋齿情况，尽量避免因孕激素的影响加重牙齿及牙周破坏。

（3）种植手术会引起孕妇不同程度的紧张，增加流产风险。

191. 全口牙缺失需要种几颗牙?

全口牙缺失的种植方案有固定修复和活动修复两种，前者至少要种植 4~6 颗或者 6~8 颗（单颌，上颌或者下颌），根据具体情况设计具体方案，但并不需要每颗牙都种；如果选择后者，上颌至少 3~4 颗，下颌至少 2~3 颗。

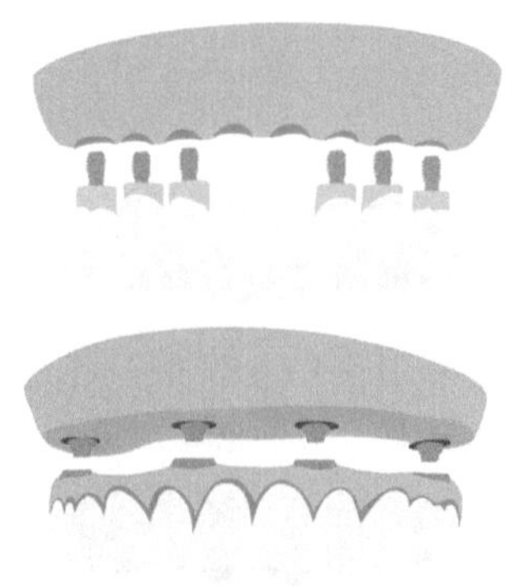

种植方案的设计还须考虑牙槽骨的具体条件，并根据患者的经济实力选择合适的种植修复方案。

192. 种牙后能坐飞机吗?

种植体以钛为主要材质，钛属于贵金属，其根部与牙槽骨相结合，非常稳定可靠，在安全方面没有问题。种植牙冠如果是合金或者合金烤瓷材料，在过安检时可能会响，但不影响过安检。

若种植手术中做过上颌窦提升，尤其是上颌窦外提升，在上颌后牙种植区域牙槽骨很薄的情况下种牙，因其大部分牙根都在骨粉之内，术后 2~3 周内最好不要坐飞机，否则有可能加重上颌窦膜破裂，导致急性或慢性上颌窦炎。

193. 种植牙会影响磁共振检查吗?

种植体和基台的主要成分是钛，对于磁共振几乎没有影响。种植牙冠若是全金属牙冠或者金属烤瓷牙冠（贱金属），会造成磁共振的伪影，导致影像不够清晰。研究结论显示，在产生伪影的程度上，贱金属＞贵金属＞全瓷冠，全瓷冠产生的伪影最小，因而对磁共振影响最小，应作为首选材料。

种植牙手术

194. 种植牙手术痛不痛?

种植手术通常在局部麻醉下进行（极个别人在全身麻醉下进行），种植部位在牙槽骨，只需要进行骨膜下浸润麻醉及黏膜下浸润麻醉，也就是只在种植区域的牙龈上用点麻药。相比天然牙的牙神经麻醉，牙槽骨的麻醉效果通常更好，并且目前采用的麻醉剂效果很好，所以基本上全程都没有疼痛感。

但是2~4小时后麻药作用消退，由于患者个体情况以及痛阈不同，会有不同程度的疼痛表现。部分患者可有三四天不同程度的水肿情况，个别患者甚至会有发热症状，但第四天后水肿会明显减轻，一周后肿痛基本消退。

195. 种植牙手术需要全麻吗?

常规种植手术只需局部麻醉，但是对于以下几类患者建议全身麻醉：

（1）咽喉部极其敏感的患者，口内进水容易恶心呕吐。

（2）患有严重的牙科恐惧症的患者。

（3）需要一次性植入全口牙或者需要大范围自体骨（骨块）移植的患者，由于操作时间较长，使用局部麻醉可能会因麻药过量而出现中毒现象。

另外，部分年龄较大、有慢性全身性疾病的患者，可能不一定需要全麻，但最好选择在手术室心电监护下进行，比较安全。

196. 种植牙手术有哪些风险？

种植手术前，需要查看近期体检报告，了解患者全身基本情况，比如高血压、糖尿病、甲状腺、肝肾功能、心脏、血液等各方面情况。在全身条件允许的情况下，种植手术通常可以规避风险。

局部风险：在上颌后牙区，主要与上颌窦有关，当牙槽骨很低或者高度缺乏时，需要进行上颌窦提升术，可能有导致上颌窦炎发生的风险，甚至种植体有可能掉入上颌窦。在下颌，主要有下牙槽神经管以及颏神经损伤的风险，会导致下唇麻木。

常规种植只要避开这两个因素，大多时候可以规避风险。尤其现在有了数字化打印技术，可以使用种植导板进行定位，大大减小了发生风险的概率。

197. 种植牙手术前为什么需要做牙周治疗？

如果把牙齿比喻成一棵树，牙槽骨就好比土壤，牙周炎则是泥土被细菌感染后慢慢吸收溶解，最终导致“树木”脱落，种植牙也会出现类似的症状。手术中粗糙处理的种植体一旦被细菌感染，更加有利于细菌的附着，而且种植体一旦遭到破坏，治疗起来比天然牙更加复杂，如果发生在前牙区，种植体暴露还会直接影响美观。如果种植区域的邻近牙齿伴有牙周炎，也会直接威胁到种植牙的健康，严重者甚至需要拔除种植体。

种植手术前不仅需要治疗牙周炎，更重要的是患者要学会通过牙刷、牙线等口腔卫生维护工具来控制口腔内牙菌斑的数量。牙周健康对种植牙的长远维护以及预防种植体周围炎症起着重要的作用。

198. 种植牙手术后一般有哪些术后反应?

种植手术和其他手术的术后反应一样：红肿热痛，功能障碍。

具体情况则因种植范围大小以及手术区域需不需要人工骨及软组织移植而不同。如果牙槽骨条件非常优秀，种植术后可以没有明显的术后反应; 反之,牙槽骨条件越差,手术范围越大,手术时间越长,植骨减张区域越大，术后水肿疼痛就越明显。如果种植体非常靠近下牙槽神经管或者颏孔的位置，有可能会因水肿带来短期的口唇麻木；在上颌，上颌窦提升后，个别患者可因为继发上颌窦积液而导致头疼等症状，也可能出现流鼻血等反应。

199. 种植牙手术后需要注意什么?

（1）术后须咬纱布半小时至一小时。术后 24 小时内可局部冰敷或冷敷。

（2）术后 24 小时内避免刷牙，避免进食过热及刺激性食物。术后软食 1 周，避免用术区咀嚼硬物。

（3）注意休息，避免剧烈运动。术后 7~10 天拆线。

（4）定时服用医师处方药物（如抗生素等）。

（5）手术 2 周后方可戴用经过修改软衬后的义齿。

（6）术后如有出血、异常疼痛、麻木或伤口裂开等情形，应及时就诊。

（7）因上颌骨高度严重不足而做过上颌窦提升的患者，2 周内不乘坐飞机及避免剧烈运动，以免种植体进入上颌窦。

200. 种植牙手术中什么时候需要植骨?

种牙如同种树，当泥土宽度或者高度不足时，就需要增加泥土的量，以保证树根都在土内，且树根周边的泥土越厚越好。种牙也是如此，当牙槽骨宽度不够时，就需要增加人工骨粉，如果能使种植体周围保留 2 毫米以上的牙槽骨，种植体就会非常安全。在临床上，牙槽骨普遍比较薄，前牙区几乎所有病例都需要植入人工骨粉，后牙区则大部分需要植骨。尽管植了骨也无法保证一定能达到 2 毫米的额余宽度，但如果不通过植骨来增加骨的体量，种植体便会因暴露在口腔内而感染。

植骨种牙步骤

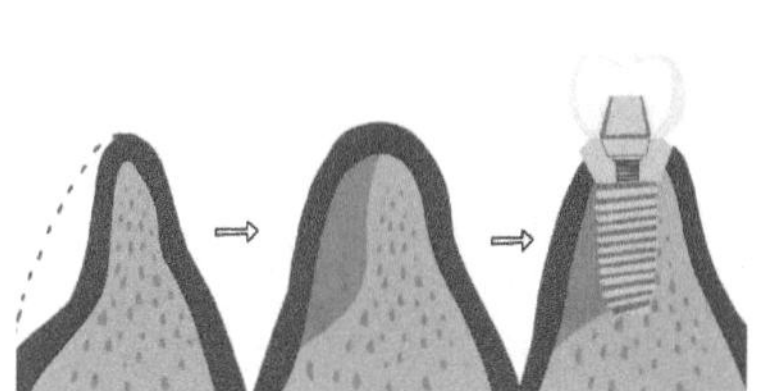

201. 为什么种植牙手术有时需要做上颌窦提升?

上颌窦位于鼻腔两侧，属于两个左右位置基本对称的空腔结构，主要处于上颌前磨牙及磨牙的根尖方向。有些人空腔发育时上颌窦比较宽大，位置比较低，甚至磨牙、前磨牙牙根先天就有部分在上颌窦内，这样当种植区域牙槽骨高度（牙槽骨最靠近顶端部位离上颌窦最低位置的距离）不够时，需要把上颌窦底壁往上抬，植入人工骨粉骨膜，从而达到增加骨高度的目的。上颌窦提升包括内提升和外提升两种，具体选用何种术式，须结合患者具体情况再定。

202. 上颌窦提升后需要注意什么?

（1）术后 24 小时内不能刷术区牙齿，保持良好的口腔卫生。

（2）术后当天不能漱口以及用力吐口水。

（3）口服抗生素预防感染。

（4）不能吸烟、喝酒，不能剧烈运动。

（5）不能潜水或者坐飞机。

（6）不能擤鼻涕或者捏着鼻子打喷嚏，打喷嚏时候嘴巴要张开。

（7）禁止任何造成鼻腔压力的行为，如吐痰、用吸管喝流体、吹奏乐器等。

种植牙维护

203. 种植牙为什么需要长期检查和维护?

（1）种植牙相对天然牙，缺乏自我清洁能力，容易发生食物嵌塞及食物滞留。需要和天然牙一样，一天 3 次刷牙及使用牙线、牙缝刷等，维持口腔卫生。

（2）种植牙一旦感染，一般没有明显的不适症状，容易被忽略。常规 3~6 个月进行定期检查，最长不超过 1 年。

种植牙牙龈呈长上皮结合，比较容易受到细菌侵犯。定期检查和维护，可以督促患者提高口腔卫生意识，对于种植体周围炎和黏膜炎可以起到早期预防和治疗作用。

（4）种植牙不会被逐渐磨耗，而天然牙会被不断磨耗，故需要定期检查牙齿有没有咬合高点，定期调合。

204. 哪些因素会影响种植牙的使用寿命?

（1）咬过硬的食物。种植牙缺乏牙周韧带，咬到过硬的食物时一般没有明显的症状，但如果不及时处理，牙槽骨会发生骨吸收，这可以通过拍片看到。

（2）口腔卫生不佳，尤其是患有牙周病，同时又缺乏良好的口腔卫生习惯。种植体和天然牙一样容易遭到细菌的侵犯，导致种植体周围炎，由于种植体表面经过粗糙化处理，一旦细菌黏附就很难彻底清洁，炎症会进一步发展，使维护变得困难。

（3）患有骨质疏松、糖尿病、干燥症等全身性疾病。严重的骨质疏松使牙槽骨变得像豆腐渣一样软，导致种植体容易脱落。

（4）吸烟。烟草里含有尼古丁，可减少局部血液循环，降低局部免疫力，导致种植体周围炎。

（5）种植区域的牙槽骨条件。牙槽骨越宽、越高，种植牙就越安全。

（6）局部牙龈情况。种植区域最好有2毫米以上的附着龈，如果没有足够的附着龈，容易发生牙龈退缩以及感染，导致牙槽骨吸收。

当然，除了以上这些因素，种植医生的技术水平和经验对种植牙的成功率起着决定性的作用。

205. 种植牙修复后容易发生食物嵌塞怎么办？

我国人群因普遍牙槽骨及牙龈比较薄，甚至完全缺乏附着龈，所以修复好的种植牙往往存在不同程度的牙颈部塌陷，容易导致食物滞留。这种情况容易通过漱口或者冲牙器清理，当然最佳的处理方式是通过植骨来增加硬组织的厚度，以及通过牙龈移植来增加软组织的厚度。

对于种植牙和相邻牙齿之间的食物嵌塞，要具体原因具体分析。与天然牙一样，最好找到原因作出相应处理，如果不能明确原因，那么餐后一定要使用牙线来清理牙间隙，以免引起牙周及相邻牙体的破坏。

206. 种植牙为什么也会发炎？

为了增加种植体与骨结合的面积，使成骨细胞容易“抓住”种植体，种植体表面通常做过粗糙化处理。也正是因为种植体表面粗糙，一旦细菌附着其上就很难去除。当种植体周围出现出血、化脓等症状时，意味着种植体已经发生炎症，同牙周炎一样，需要通过治疗来控制炎症。因此，种植前对牙周进行系统的治疗非常重要，可以有效控制菌斑，为种植后的维护做好准备，也可大大降低种植失败率。

207. 种植牙松动了怎么办?

种植牙分为三个主要部件：种植体（相当于天然牙牙根）、基台（连接牙冠和种植体，相当于被磨小的牙齿）、牙冠。种植牙最常见的松动是牙齿咬合力过大导致的牙冠松动，对此临床医生只需要拧紧牙冠中的中央螺丝即可，然后检查一下咬合关系，必要时再调整一下咬合。有时过大的咬合力也会导致基台或者种植体折裂，这种情况发生的概率很低，然而一旦发生，处理起来将会非常复杂。

208. 种植体松动了还可以再种吗?

因种植体周围炎未得到及时治疗导致的牙槽骨大面积吸收、种植体松动，种植体拔除后需要清理创口，等待组织愈合，这个时间通常在 3 个月左右，到时须拍摄 CT 影像重新评估后再决定能否再种植。绝大多数牙槽骨是可以重新进行种植的。

关节篇

关节基础知识

关节与正畸

关节治疗

关节基础知识

209. 什么是颞下颌关节？

颞下颌关节是颌面部唯一可以自由活动的关节，由上方的颞骨关节面（含关节窝和关节结节）、下方的髁状突、中间的关节盘以及外侧包绕的关节囊和关节韧带等部分所构成，是人体最为复杂的关节之一，也称为颞颌关节、下颌关节、颌关节或颅下颌关节。

颞下颌关节虽分左右两侧，却因下颌骨的连接，将其连为一体，故而左右关节只能双侧联动，无法单独行使运动功能。即便如此，颞下颌关节的运动方式仍复杂多样，虽然双侧关节不能独立运动，但可以做不对称运动。除此之外，双侧关节不仅可以在冠状方向上做运动，也可以在矢状方向上做运动。

颞下颌关节的功能特殊，主要包括负重和运动两大方面。双侧颞下颌关节在承受升颌肌群收缩产生的强大负荷的同时，以灵活多变的运动形式来支持下颌的功能性运动，从而帮助下颌完成咀嚼、吞咽、言语及部分表情等功能。

210. 什么是颞下颌关节紊乱病？

颞下颌关节紊乱病是指累及颞下颌关节和/或咀嚼肌，同时具有一些共同的临床问题（如疼痛、弹响、张口受限等症状或体征）的一组疾病的总称。

颞下颌关节紊乱病是口颌系统中的常见病，患病率高达28%~88%，世界卫生组织更是将其列为排位第四的口腔流行疾病。颞下颌关节紊乱病的临床表现常以关节区疼痛为主，可伴有下颌运动功能障碍、运动时关节弹响及张口受限等症状。

2014年发布的最新诊断标准将颞下颌关节紊乱病的临床诊断分为两大类：第Ⅰ类为疼痛性疾病，包括肌肉痛、TMD头痛、关节痛等；第Ⅱ类为关节疾病，包括可复性关节盘移位、可复性关节盘移位伴绞锁、不可复性关节盘移位伴开口受限、不可复性关节盘移位无开口受限、退行性关节病、关节脱位等。

211. 为什么会得颞下颌关节病？

目前，国内外对于颞下颌关节紊乱病的发病机制尚无统一定论，学者们对于该病的病因众说纷纭，多数学者认同颞下颌关节紊乱病是多因素疾病，其致病因素主要包括：

（1）精神心理因素。认为精神压力、精神紧张等心理状态会引起咀嚼肌的痉挛和功能紊乱，从而导致颞下颌关节疼痛和下颌运动功能障碍。目前有不少研究表明，颞下颌关节紊乱病与社会—心理因素密切相关，其中抑郁与焦虑的心理状态与颞下颌关节紊乱病的相关性最为显著。

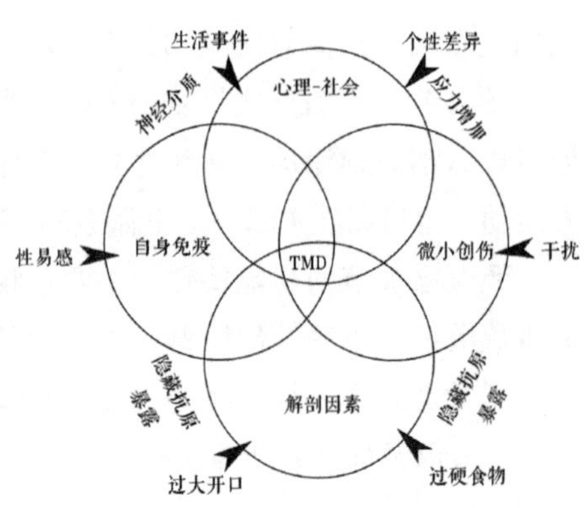

（2）错𬌗因素。认为咬合、咀嚼肌、颞下颌关节是一个统一的功能单位，异常的咬合关系必将引起咀嚼肌群张力的改变，导致咀嚼肌群功能不调或肌痉挛，进而导致颞下颌关节紊乱病的发生。目前有不少研究表明，颞下颌关节紊乱病与错𬌗畸形存在着密切的相关性，错𬌗因素成为被大家广范接受的重要致病因素。

（3）创伤因素。认为创伤和劳损是负重的颞下颌关节发生病变的重要原因。大多数学者均认同，长期、反复、持续的微小创伤是导致颞下颌关节发生退行性变的重要因素。颞下颌关节常见的创伤病因有：下颌外伤史、偏侧咀嚼习惯、磨牙症等。

（4）关节解剖因素。认为颞下颌关节紊乱病的发生与否是由颞下颌关节本身的结构所决定的。人类的繁衍进化导致颞下颌关节解剖结构有所改变，使其更易受到创伤，成为引起颞下颌关节紊乱病发生的潜在致病因素。

（5）自身免疫因素。认为软骨表面基质受到破坏后，裸露的软骨成分可能引起免疫反应，与此同时免疫反应可以反过来进一步加重软骨组织的破坏，这种自我放大的正反馈可能是产生慢性关节炎的病因。

212. 为什么颞下颌关节区会出现弹响?

颞下颌关节是人体最为复杂、精细的关节，与牙齿、骨骼、咀嚼肌及神经系统等共同构成咀嚼系统。各要素间相互联系密切，正常情况下，双侧髁状突的前斜面在正对关节盘中带的同时正对关节结节的后斜面，双侧咀嚼肌形态、位置对称，舒缩协调一致，使得咀嚼系统运动协调，处于生理平衡状态。系统中任何一个要素出现异常，都会影响口颌功能的正常运作。

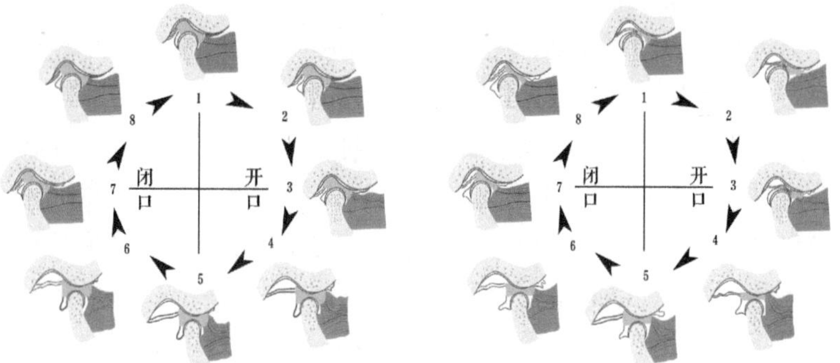

当致病因素存在时，口颌系统的神经—肌肉反射失衡，进而引起升颌肌群和降颌肌群的舒缩失调。长期的肌功能失调可导致髁状突和关节盘的相对位置发生改变，进而引发颞下颌关节盘的移位：闭口位时关节盘无法回到正常位置，滞留于髁状突和关节结节之间。对于可复性关节盘移位而言，由于病变程度较轻，关节韧带仍具有一定的弹性和韧性，一般在下颌做开口运动时，关节盘可伴随着髁状突的前下运动而向后反跳复位，使得关节盘和髁状突的关系恢复正常。临床中我们常听到的清脆响亮的弹响声大多便是移位的关节盘反跳回位的声音。

213. 为什么颞下颌关节区的弹响消失了？

不可复的颞下颌关节的开闭口运动

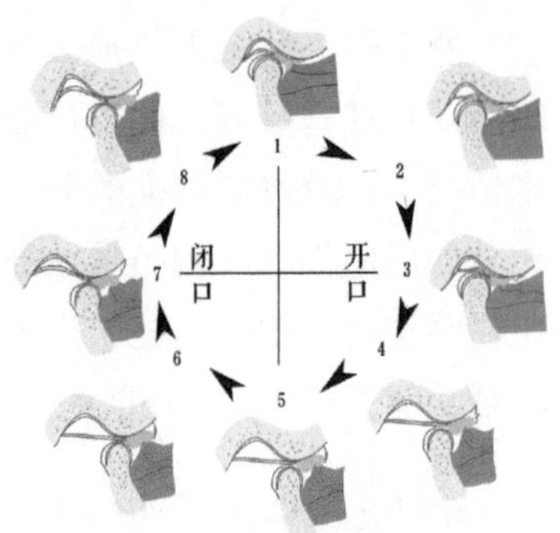

当关节盘仍处于可复性移位的状态时，由于关节韧带仍具有回弹性，关节盘会伴随下颌的运动而发生弹跳复位，并发出响亮的弹响声。然而，当病变程度不断加重，关节盘在遭受反复的挤压后严重变形，拉伸双板区的韧带因过度松弛失去弹性，可复性关节盘移位逐步转化为不可复性关节盘移位。此时，无论是开口还是闭口运动，关节盘始终无法回位，而滞留于髁状突和关节结节之间，因而不会出现弹响的声音。

也就是说，颞下颌关节从存在弹响声到弹响声逐渐减少甚至消失的过程，并不代表颞下颌关节紊乱病在逐渐好转或自愈。与之相反，这种情况的出现可能是由于关节盘韧带的逐渐松弛，导致颞下颌关节盘移位加重，意味着颞下颌关节紊乱病变进一步发展。一般认为，当颞下颌关节可复性关节盘移位进展至不可复性关节盘移位时，关节的弹响声便随之消失了。

214. 为什么会出现关节卡锁和张口受限?

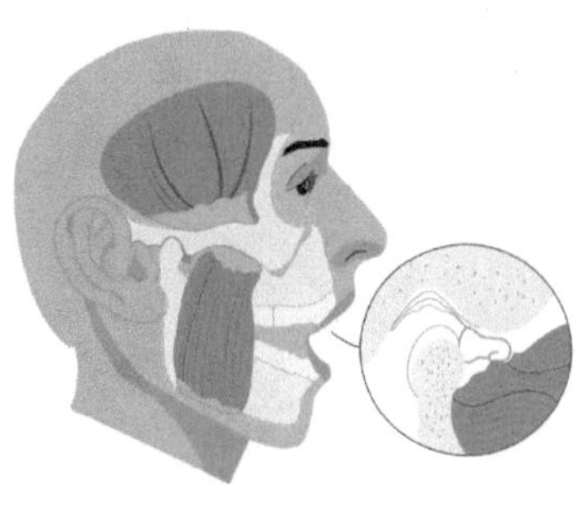

正常生理状态下，关节盘覆盖于髁状突的表面，盘—突关系正常：即关节盘的中间带正对于双侧髁状突的前斜面。一旦关节盘发生移位，盘—突关系的协调性被破坏，下颌的正常功能运动就会受到影响。此时，无论下颌做开口还是闭口运动，关节盘都不再协调地跟随髁状突的移动而发生相应的位置变化。

对于可复性关节盘移位的患者而言，移位的关节盘仍可在开口运动时回复到原位，因而对下颌运动的影响相对较小；对于不可复性关节盘的患者而言，由于关节盘始终无法回位，长期滞留于髁状突和关节结节之间，在下颌运动过程中关节盘可能会成为髁突运动的障碍，从而导致部分患者出现关节卡顿的现象，甚至张口受限的情况。此外，张口受限的情况亦常见于部分翼外肌痉挛的颞下颌关节紊乱病患者。

215. 为什么颞下颌关节区会出现疼痛感?

疼痛是颞下颌关节紊乱病最为常见的症状之一，其来源主要可分为肌源性和关节源性两大方面。

肌源性疼痛多源于咀嚼肌的痉挛。众所周知，咀嚼肌群是口颌系统的重要组成部分，其与颞下颌关节及咬合在口腔功能运动中相辅相成、联系密切。当咬合干扰存在时，牙周膜感受器接收到异常的压力信号并向上传导，大脑依据传入的信号给出指示，触发异常的神经—肌肉反射，引起升颌肌群和降颌肌群的功能失调，引发咀

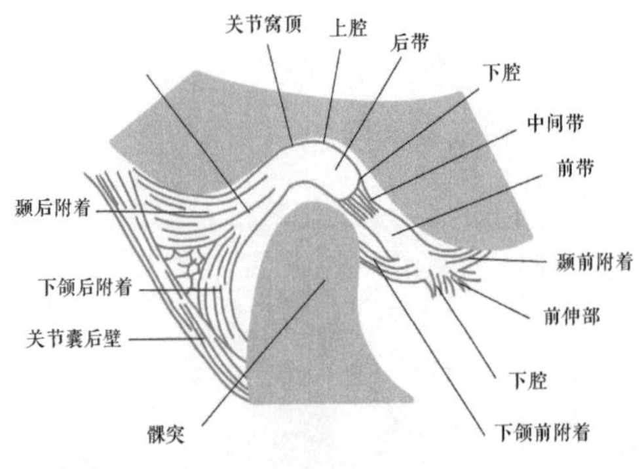

嚼肌功能亢进，从而导致咀嚼肌出现疼痛的现象。

关节源性的疼痛多源于关节盘双板区的受压。正常生理情况下，关节盘在位，双板区位于关节盘后带的后方。由于关节盘的主要成分为胶原纤维，缺乏神经、血管，因此健康的关节并不会出现疼痛的现象。然而，当颞下颌关节盘前移位时，充满神经、血管的双板区在被迫向前拉伸的同时，受到后退位的髁状突的不断挤压，进而导致关节区出现疼痛的现象。

216. 怎样明确是否患有颞下颌关节紊乱病?

在临床诊疗中，一般依据患者的病史和主诉症状即可作出大致的判断。依据影像诊断配合颞下颌关节专科的临床检查，可进一步确认患者是否存在颞下颌关节紊乱病，并作出初步的诊断。如果仅凭借临床检查，没有任何影像学资料的支撑，疾病诊断的准确性往往会受到一定程度的影响。

目前的专家共识认为，磁共振影像是临床诊断颞下颌关节盘移位情况的金标准：对于初步诊断为颞下颌关节盘移位的患者，可借助关节双侧的磁共振影像予以确诊（可观测关节盘的形态、位置及关节积液等情况）；X 线影像是临床诊断骨关节病的金标准：对于初步诊断为颞下颌关节退行性变的患者，可借助曲面断层片、口腔颌面锥形束 CT 等影像予以确诊（可观测髁状突的形态和位置等情况）。

217. 颞下颌关节紊乱病不作治疗有什么影响?

颞下颌关节紊乱病是一种自限性疾病，对于无任何临床症状（关节弹响、疼痛和张口受限等）的颞下颌关节紊乱病患者而言，其关节虽曾遭受病变，甚至失去原有生理性的解剖形态，但目前已通过机体自身的调节达到了新的平衡状态。此类患者无须进行临床干预，远期影响不大。

对于存在临床症状，尤其是关节区疼痛和张口受限的患者，其病变已超出机体自身代偿范围，若不作临床治疗进行及时的干预，可能会引起关节病的进一步加重。对于此类患者而言，远期影响主要包括以下几个方面：①慢性疼痛影响心理状态；②张口受限影响口颌系统功能；③关节吸收影响颌面部美观：单侧关节吸收可引起面部偏斜畸形，双侧关节吸收可导致下颌后缩畸形。

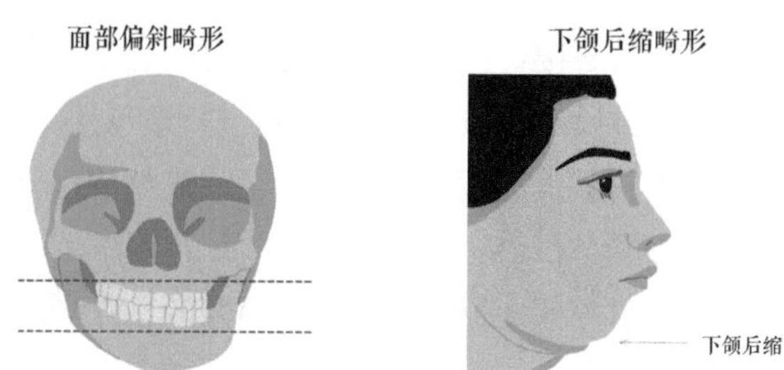

218. 颞下颌关节紊乱病患者日常要注意什么?

颞下颌关节紊乱病好发于青壮年，以 20~30 岁最为常见，该病与精神心理因素、咬合关系等密切相关。患有颞下颌关节紊乱病的人群在日常生活中可从以下几个方面入手，来进行关节的自我保护：

（1）注意劳逸结合，消除紧张心理，保持乐观心情。

（2）减少 / 避免食用坚硬、坚韧的食物，如螃蟹腿、牛肉干、牛轧糖等。

（3）切忌大张口动作，如吃大块食物前应切块，打哈欠时双手应扶托下颌；接受口腔治疗时应把控时间，不宜长时间大张口。

（4）注意面部防寒保暖，切忌头部直对空调口；天冷时注意面部的保暖。

一般情况下，颞下颌关节急性疼痛的不适症状会在去除刺激因素后自行缓解甚至恢复。对于存在明显疼痛的患者，若无条件及时就医，可自行采取关节区域热敷的方式进行理疗，以缓解关节疼痛。

关节与正畸

219. 正畸治疗是否会导致颞下颌关节紊乱病?

正畸治疗是否会引起颞下颌关节紊乱病的发生，一直是临床上备受争议的问题。由于接受正畸治疗的患者群体的年龄与颞下颌关节紊乱病高发的年龄段有所重叠，而且错𬌗畸形患者比正常咬合患者更易出现颞下颌关节紊乱病的症状和体征，正畸治疗持续的时间又相对较长，使得患者在正畸治疗中或治疗后出现颞下颌关节紊乱病的可能性增加，因而部分患者会误认为是正畸治疗导致了自身颞下颌关节紊乱病的发生。

然而，随着关节研究的不断深入，大量的医学研究表明，颞下颌关节紊乱病与正畸治疗之间无明显的相关性。一般情况下，规范化的正畸治疗不会导致颞下颌关节紊乱病的发生。

220. 如何正确看待正畸治疗与颞下颌关节病之间的关系?

目前，不论是正畸治疗会导致颞下颌关节紊乱病的论点，还是正畸治疗可以治愈颞下颌关节紊乱病的论点，均缺乏足够的证据支持。一般认为，正畸治疗既不会增加、也不会减少患颞下颌关节紊乱病的风险。

过去由于临床接诊的患者大部分是颞下颌关节改建能力较强的青少年，正畸医生不太重视咬合改变与颞下颌关节紊乱病的关系。随着关节研究的不断深入，越来越多的研究者发现，颞下颌关节紊乱病与咬合间存在着相关性。伴随着殆学理论的提出和发展，越来越多的正畸医生开始关注颞下颌关节的健康，并将颞下颌关节情况视为影响正畸临床诊疗设计的重要因素。

正畸治疗一般都需要较长的时间，患者很有可能在正畸治疗中或治疗后出现颞下颌关节紊乱病症状或者体征，处理不当可能会影响到医患双方的信任度，甚至产生医疗纠纷。因此，正畸医生必须充分了解咬合和颞下颌关节的相关知识，以便在临床诊疗中规避相应的风险。

221. 哪些错殆畸形容易导致颞下颌关节紊乱?

大量研究表明，与正常咬合患者相比，存在错殆畸形的患者更容易出现颞下颌关节紊乱病的症状和体征，且严重的咬合关系不良会导致颞下颌关节出现更大的损害。

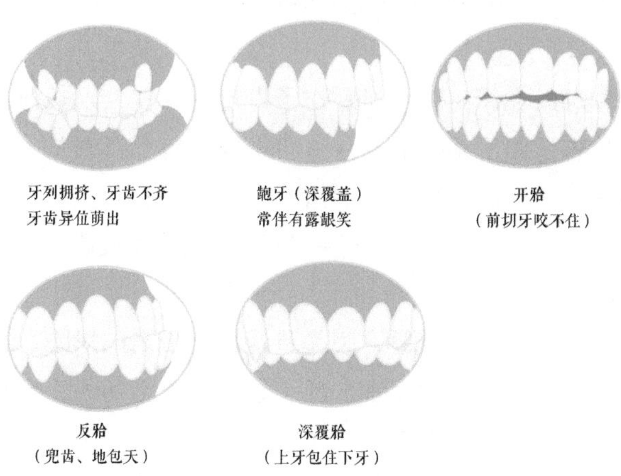

对于儿童而言，乳牙早失、扭转、后牙反𬌗、后牙锁𬌗、前牙开𬌗、深覆盖等个体更易出现颞下颌关节的损害，并增加骨骼肌的敏感性。因而，对于存在以上情况的儿童应尽早进行临床干预。早期矫治不仅可以防止错𬌗畸形对颞下颌关节生长发育的影响，而且可以在一定程度上规避颞下颌关节紊乱病的发生。

对于成人而言，应着重关注存在严重错𬌗畸形、闭锁型深覆𬌗、个别前牙与后牙反𬌗、单侧后牙反𬌗、后牙锁𬌗、下颌偏斜、磨牙伸长、磨牙倾斜、第三磨牙咬合异常等患者的颞下颌关节情况。因为上述不良的咬合因素可导致下颌出现偏移，使得髁状突、关节盘、关节窝之间的解剖与功能关系发生改变，并在其他一些因素的综合作用下，最终导致或加重颞下颌关节紊乱病。

222. 如何进行正畸治疗前的关节病筛查?

为避免医疗纠纷，正畸医师应将颞下颌关节纳入正畸治疗前的常规检查项目中。在临床诊疗中，正畸医生需耐心询问颞下颌关节相关的情况，了解患者的症状和病史。可参考的问诊内容如下：①讲话、咀嚼或大张口时，耳前区是否存在疼痛现象？②脸颊、耳前区、颞部或下颌区是否存在疼痛现象？③是否出现过关节“脱位”“卡锁”或张口受限等情况？④是否经常存在颈部疼痛或偏头痛等情况？

若患者对以上任何一个问题作了肯定的答复，则必须进行进一步的关节检查。颞下颌关节的专科检查项目包括双侧关节动度、下颌运动情况、关节区疼痛和弹响情况、开口型和开口度情况等。除此之外，根据需要还可拍摄双侧关节的锥形束 CT 或磁共振影像，以进一步明确诊断。

总而言之，为了规避颞下颌关节紊乱病带来的风险，正畸医生应掌握颞下颌关节的解剖生理和颞下颌关节紊乱病的病理特点。在正畸治疗前全面了解患者颞下颌关节的状态，充分筛查颞下颌关节紊乱病患者，并对相关预后作出有效预判；在正畸治疗中根据患者颞下颌关节的功能状态调整治疗计划，规范应对颞下颌关节紊乱症状；在正畸治疗结束时为患者建立理想、稳定的咬合关系，以利于颞下颌关节的健康和稳定；必要时进行多学科联合治疗，从而给予患者健康矫治的最适治疗。

223. 为什么正畸治疗中会出现关节症状？

正畸医生通过移动牙齿来解决错殆畸形，改善患者面部的美观度，因此正畸治疗过程中必然伴随着咬合关系的变化。然而，正畸治疗过程中施加的正畸力其力量十分柔和，在缓慢移动牙齿、改变原有咬合关系的同时，可刺激颞下颌关节发生适应性的改建，因而一般不会引起颞下颌关节的疼痛不适。

对于接受正畸治疗后，在一定时期内出现颞下颌关节紊乱病症状和体征的患者而言，其发病机制可能为咀嚼系统的适应性失调，即关节、肌肉无法或不能及时适应咬合关系的改变，从而导致患者出现关节疼痛不适甚至张口受限等症状。对于咀嚼系统失衡的患者而言，其咬合、关节、神经和肌肉间的协调性已被打破，且超出了机体自身的代偿范围，临床症状的出现是对患者和正畸医生的警示。然而，这些症状大多数是一过性的，当急性刺激因素去除或咬合关系趋于稳定后，大部分患者的咀嚼系统可自行达到新的平衡状态。

224. 颞下颌关节紊乱病患者可以进行正畸吗？

颞下颌关节紊乱病不是正畸治疗的禁忌证，但在进行正畸治疗前必须请颞下颌关节专科的医生进行会诊评估，在充分了解现阶段关节状况的情形下，部分患者是可以直接进行正畸治疗的。

对于表现为无疼痛、张口受限、弹响等临床症状的颞下颌关节紊乱病患者，由于其颞下颌关节已经处于相对稳定的状态，可以考虑进行正畸治疗。

对于仅存在关节区弹响，但无疼痛和张口受限的患者，其关节盘已处于移位状态，若患者仍处于生长发育时期，移位的关节盘可能会影响髁状突正常的生长发育，应及时复位关节盘，切忌直接进行正畸治疗；若患者已成年，则移位的关节盘不可能再影响到髁状突的发育，但不排除有引发髁状突吸收的可能，可以借助X线检查，在确认关节骨皮质连续的情况下进行正畸治疗。

对于存在关节区疼痛、关节卡锁（卡顿）、张口受限和/或疼痛中任何一种现象的颞下颌关节紊乱病患者，其关节处于不稳定状态，切忌直接进行正畸治疗，而需转诊颞下颌关节专科处理关节问题，待关节治疗稳定后再酌情考虑是否进行正畸治疗。

225. 正畸治疗中应如何预防关节疾患的发生？

循证医学研究结果表明，颞下颌关节紊乱病与正畸治疗之间无明确的相关性。但并不排除个体正畸治疗对关节的影响，尤其是一些不当的正畸操作可导致咬合创伤/咬合干扰，从而引起医源性颞下颌关节紊乱病的发生。

为了预防医源性颞下颌关节紊乱病的发生，第四军医大学口腔医学院的丁寅教授提出了临床正畸治疗中应把握的1个核心、5项标准和6个关键：

1个核心：即以建立健康的牙尖交错关系和前伸、侧方咬合平衡为核心。

5项标准：①保证良好的牙齿排列关系；②保证前牙正常的覆𬌗、覆盖关系；③保证后牙良好的尖窝对应关系；④保证肌位与牙位的一致性；⑤保证下颌前伸与侧方运动时的咬合平衡。

6个关键：①建立正常的切牙角度，即上下切牙唇倾角度正常；②避免下颌出现侧方移位的情况；③建立前后牙咬合关系的平衡与稳定；④控制磨牙，避免出现倾斜、伸长、颊舌向移位、旋转、转矩等情况；⑤协调上下颌牙弓的长度、宽度及形态；⑥建立下颌前伸与侧方咬合平衡状态。

目前，对于颞下颌关节紊乱病与错𬌗畸形及正畸治疗间是否存在相关性，仍然存在较大的分歧。尽管如此，一些特殊类型的错𬌗畸形与正畸治疗不当造成的咬合干扰、下颌偏移等情况，确实是引发颞下颌关节紊乱病的高危因素，在临床诊疗中应给予高度关注，避免因临床医生疏忽或不当治疗而诱发颞下颌关节紊乱病的发生。

226. 正畸中出现颞下颌关节紊乱症状怎么办？

由于正畸治疗持续的时间较长，颞下颌关节紊乱病的症状又有随时间波动的特点，即使在正畸治疗前没有明显症状的颞下颌关节紊乱病患者，在正畸治疗过程中也可能出现颞下颌关节紊乱病的临床症状。因此，正畸治疗开始前正畸医生应耐心向患者解释，并告知患者颞下颌关节紊乱病是一组常见的疾病，随着正畸治疗的进行可能会出现或进展，如有疼痛等不适症状应及时向医生报告，以便及时应对。

对于正畸治疗前就存在颞下颌关节紊乱病症状、体征或影像学检查呈阳性结果的患者而言，除了在矫治过程中密切关注患者颞下颌关节的情况外，每隔半年还应再次进行颞下颌关节的系统检查。同时，须警惕该类患者可能会在正畸治疗过程中出现颞下颌关节区疼痛、弹响甚至张口受限等症状或体征。

对于刚开始正畸治疗便出现颞下颌关节紊乱症状和体征的患者而言，正畸医生首先需要做的就是明确诊断。当患者的主要症状为疼痛时，要仔细鉴别该疼痛症状是由颞下颌关节紊乱病造成的，还是源于其他疾病。可先采取保守治疗的措施来缓解患者的疼痛症状，主要包括物理治疗、药物治疗、行为治疗、心理辅导等。

对于正畸治疗过程中出现颞下颌关节紊乱病症状或体征的患者而言，正畸医生应当：①暂停各种正畸加力装置（包括前方牵引、颌间牵引等），去除局部刺激因素；②积极采取保守治疗措施，尽力缓解患者疼痛不适的症状；③对于关节症状始终无法改善者，建议转诊至颞下颌关节专科门诊作进一步的治疗；④对于正畸治疗中反复出现颞下颌关节紊乱症状、关节病情控制不佳者，应彻底终止正畸治疗。

正畸治疗过程中最常出现的颞下颌关节紊乱症状是关节区或口颌面肌肉的疼痛。对于一过性的疼痛症状，一般可不进行特殊处理，正畸治疗可按原计划继续进行。若疼痛症状反复出现，且持续时间较长，则应暂停正畸治疗。在患者疼痛症状解除，且颞下颌关节紊乱病进入稳定期后（颞下颌关节紊乱的症状和体征基本稳定，影像学检查结果表明骨吸收已进入静止期，髁突表面骨皮质光滑连续），才可继续进行正畸治疗。

关节治疗

227. 颞下颌关节出了问题该怎么办?

随着社会经济的发展，社会压力的剧增，颞下颌关节问题日益突出，发病率也在不断地攀升。目前，颞下颌关节紊乱病已十分常见，因此日常生活中即便发现存在关节问题也无须惊慌，引起不必要的紧张和焦虑，及时到医院就诊、接受规范的临床检查即可。

一般情况下，医生依据病史、主诉和临床检查便可作出初步诊断，必要时可配合影像学检查进行确诊，明确诊断后便可开始对症处理了。颞下颌关节紊乱病的治疗主要包括保守治疗和手术治疗两大方面。对处于病变早期的患者而言，仅进行保守治疗便可达到令人满意的治疗效果；对处于病变晚期的患者而言，由于病变已造成关节器质性的损害，治疗难度增大，临床预后效果也较差，可根据关节病变的情况及患者对预后效果的要求，酌情考虑选择保守或手术方案进行治疗。

228. 颞下颌关节弹响需要治疗吗？

不是所有的关节弹响都需要进行临床干预，换而言之，弹响不是颞下颌关节紊乱病进行临床治疗的指征。关节反复出现弹响声，说明关节盘已经发生了移位，不再覆盖于髁状突的表面，盘—髁关系已出现紊乱。

对于髁状突未发育完全的患者（女性 21 岁，男性 22 岁），建议早期进行关节治疗，通过保守或手术的方法复位关节盘，以免影响到髁状突正常的生长发育；对于髁状突已发育完全的患者，若无疼痛、关节卡锁、张口受限等症状，可暂时不进行临床干预，只需嘱咐患者定期复诊观察，出现以上临床症状及时就医；一旦患者出现疼痛、频繁的关节卡锁和张口受限等情况，说明关节病情在进一步加重，须尽快进行关节治疗。临床上可辅以影像学检查，明确病变的严重程度后，有的放矢进行精准治疗。

229. 颞下颌关节盘移位了怎么办？

随着健康人群中关节盘移位比率的不断攀升，有学者提出“关节盘移位不一定是病理现象”的观点，认为关节盘移位或许如阻生智齿一般，是人类进化带来的副产品；关节盘移位不一定有关节症状，或只有一过性症状，并不影响人们正常的生活。颞下颌关节紊乱病是一种自限性疾病，在无全身性因素或系统性疾病的影响下，大部分患者是可以自愈的。因此，出现关节盘移位的情况无须太过紧张，也不必一味强求去复位关节盘。

目前，颞下颌关节紊乱病总体治疗计划的核心是“恢复患者的关节功能和生活质量”，而不是把“恢复关节盘的正常位置”作为治疗的终极目标。关节盘移位尤其是不可复性关节盘移位者，关节盘复位的程序复杂，这是因为，除了关节盘本身的形态改变外，其盘后区的组织也发生相应变化，使得移位的关节盘不再适应原来的正常位置。因此，对于无任何临床症状的关节盘移位患者，可暂不进行临床治疗，定期复诊观察即可。

230. 颞下颌关节疼痛可以吃药治疗吗？

颞下颌关节紊乱病常伴有口颌面疼痛的症状，因此不少学者把药物治疗作为颞下颌关节紊乱病早期治疗或其他手段难以奏效时的常用方法。

值得注意的是，使用药物治疗颞下颌关节紊乱病可以缓解关节疼痛、肿胀等症状，但并不能治愈颞下颌关节紊乱病，药物治疗常需与其他治疗方法联合应用，才能发挥更大效果。此外，用药时要有针对性地选择药品，有时可能需要使用两种以上药物来联合治疗颞下颌关节炎症伴发的疼痛。目前，常用的药物主要有非甾体类抗炎药、类鸦片类、皮质类固醇、肌松剂、抗抑郁药和抗焦虑药等六大类。

（1）非甾体类抗炎药：减轻炎症和疼痛，例如布洛芬、双氯芬酸；

（2）类鸦片类：减轻疼痛，例如可待因、吗啡；

（3）皮质类固醇：减轻炎症和疼痛，例如强的松、地塞米松；

（4）肌松剂：缓解肌肉痉挛，例如环苯扎林、卡利普多；

（5）抗抑郁药：缓解肌肉紧张，例如阿米替林、曲唑酮；

（6）抗焦虑药：缓解压力和肌痉挛，例如地西泮、阿普唑仑。

虽然颞下颌关节紊乱病的治疗方案中经常用到药物，但对于其长期用药的安全性尚存在争议，且在治疗关节疼痛效果的有效性上仍缺乏足够的证据支持，其治疗疼痛的效果及药理作用仍有待进一步考证。临床中若要辅以药物治疗，须注意合理用药，避免长期依赖用药，避免产生耐药性及成瘾。

231. 什么样的颞下颌关节紊乱病需要治疗？

颞下颌关节紊乱病的发病率高达28%~88%，但真正需要进行临床治疗的患者占比不高。北京大学口腔医学院的傅开元教授提出，颞下颌关节紊乱病需要治疗的临床指征包括：疼痛始终无法消除，主诉的症状已明确影响到了生活的质量，或已存在的病理改变在进行性发展。根据这一原则，认为但凡存在以下三种情况中的任何一种时，应进行系统的颞下颌关节紊乱病治疗：

（1）患者主诉存在关节和/或面部的疼痛，临床检查有明确的压痛（++或+++），或较轻压痛（+）但疼痛持续时间达3个月以上；

（2）患者主诉存在关节弹响并伴有绞锁的现象，已经影响到了咀嚼、说话等功能；

（3）患者主诉存在张口受限的临床症状，且开口度≤35毫米，或开口度>35毫米但张口过程中有明确的疼痛现象。

232. 颞下颌关节紊乱病的保守治疗方法有哪些？

颞下颌关节紊乱病保守治疗的方法复杂多样，主要可概括为物理治疗、药物治疗、咬合板治疗和中医治疗这四个方面。

（1）物理治疗：为常用的辅助治疗方法，目的是抗炎、镇痛。用于治疗颞下颌关节紊乱病的物理方法种类较多，如肌肉训练、温热理疗、半导体激光理疗、不同波长的超声波、超短波及低频电疗等。物理治疗常用于减轻颞下颌关节区肌肉疼痛、治疗炎症及恢复功能等。

（2）药物治疗：使用药物的主要目的是缓解关节区的疼痛、肿胀等症状。目前用于颞下颌关节紊乱病治疗的药物主要有非甾体类抗炎药、类鸦片类、皮质类固醇、肌松剂、抗抑郁药和抗焦虑药等六类。

（3）咬合板治疗：通过调整咬合关系、肌肉、髁突及关节盘的位置关系，从而逐渐建立起稳定的“盘—髁”关系。根据功能的差异可分为：稳定型咬合板、再定位咬合板、弹性咬合板、枢轴咬合板、流体静力咬合板、松弛性咬合板和NTI-tss咬合板等。临床运用中以稳定型咬合板最为常见。

（4）中医治疗：中医学认为颞下颌关节紊乱病属痹证范围，主要的治疗方法有中药内服或外敷、相关穴位针灸治疗、按摩治疗和手法推拿等。根据患者具体情况可选择单独或联合应用，一般联合治疗可显著提高有效率。

233. 哪些颞下颌关节紊乱病可以作保守治疗？

颞下颌关节紊乱病常规的治疗程序为先采取保守治疗措施（包括咬合板、理疗、药物等），当保守治疗无效后才考虑选择有创的方法作进一步的治疗。

对于颞下颌关节紊乱病中的疼痛性疾病（肌肉痛、TMD头痛、关节痛），一般采取保守治疗即可获得较为理想的治疗效果。

对于颞下颌关节紊乱病中的关节疾病，可复性关节盘移位和不可复性关节盘移位无开口受限者，若患者无其他明显不适症状，可暂不进行临床治疗；若患者同时存在疼痛现象，可采取保守治疗，缓解患者的疼痛，一般效果较佳。退行性关节病者，若已处于病变晚期，关节骨质吸收已达到稳定，可不作临床干预；若病变处于早期，关节骨质仍在进行性破坏，可选择保守治疗，效果不佳时应考虑手术治疗。可复性关节盘移位伴绞锁、不可复性关节盘移位伴开口受限和关节半脱位的患者，应先进行手法复位，随后也可采取相应的保守治疗措施，若效果不理想则应采取手术治疗。

简而言之，除非出现关节盘破裂、穿孔，严重的关节骨质进行性吸收等保守治疗无法解决的关节情况，大部分的颞下颌关节紊乱病均可采用保守治疗，并获得一定的疗效。对于经过合理的、程序性的综合保守治疗半年后临床不适症状仍无法控制者，应考虑选择手术方案解决关节问题。

234. 保守治疗可以达到什么效果？

保守治疗是临床上较为常用的治疗手段，是大部分无法接受手术治疗患者的福音。但是相对于手术治疗而言，保守治疗的效果没有那么确切，无法保证完全解决关节症状、治愈颞下颌关节紊乱病。

保守治疗对于疼痛性疾病的疗效较佳，一般伴有关节/肌肉疼痛的颞下颌关节紊乱病患者在接受保守治疗后，均可获得较为满意的疗效。对于盘—髁关系出现紊乱的患者，采取相应的保守治疗有利于缓解关节内压，协调关节内部组织的协调性，促使盘—髁关系达到稳定状态。这里所说的稳定状态，并不是指将关节盘回复到原位，而是一种新的平衡状态，可使关节无痛地行使功能。

保守治疗着重于缓解或消除患者的病痛、保存和恢复关节功能，不强调恢复关节盘的正常位置，即使保守治疗可以使部分患者的关节盘回复原位，仍无法保证复位的关节盘始终居于原位、不再发生脱位现象。

235. 咬合板治疗有什么作用？

咬合板治疗的主要作用如下：

（1）分离作用：将上下颌隔离开，以消除咬合干扰；

（2）肌放松：刺激中枢增强下颌的张口反射，松弛升颌肌群，改善咀嚼肌的功能状态；

（3）建立最适咬合功能：减少异常的肌活动，消除原有的肌肉记忆型，重建肌力闭合道；

（4）提供暂时性稳定的矫形位置：减轻关节内压，利于恢复盘—髁关系的协调，维持关节位置的稳定；

（5）辅助诊断作用：在戴用咬合板后，若颞下颌关节紊乱病的症状得到改善，提示有咬合干扰的因素存在；

（6）保护作用：咬合板将上下牙列分隔开，避免了牙齿和牙周组织直接遭受异常咬合力损害的可能；

（7）减少紧咬牙和夜磨牙：肌紧张得以缓解后，紧咬牙和夜磨牙症状可随之减轻；

（8）安慰作用：心理安慰作用。

236. 什么是再定位咬合板？

咬合板是一种可摘式矫治器，由硬质树脂或软性树脂材料制作而成。它覆盖在牙弓表面，与对颌牙保持一定的接触关系，故也可称为𬌗板。

再定位咬合板在临床中应用较为常见，其由硬质树脂材料制作而成，覆盖于全牙列表面，多配戴于上颌，也可用于下颌。所谓的“再定位”是指调整下颌骨的位置，使其位于颞下颌关节紊乱症状减轻或消失的新颌位，再定位咬合板就是以此位置制作而成的咬合板。该类咬合板要求𬌗板的咬合面与对颌牙有明显的尖窝锁结关系，由于此时下颌的位置通常在牙尖交错位的前方，故又可称为前位咬合板。

再定位咬合板属于引导型咬合板，其作用机制为增加颌间距离，降低关节内压；前移下颌位置，促使髁突与前移位的关节盘相匹配，获得良好的盘—髁关系。

237. 什么是稳定型咬合板？

稳定型咬合板是咬合板临床应用中最为广泛的一种类型，由硬质树脂材料制成，覆盖全牙弓表面，一般单颌戴用即可，可用于上颌或下颌，一般多见于上颌。

稳定型咬合板要求𬌗板的咬合面平滑，在牙尖交错位时，只与对颌牙工作尖呈点状接触，无任何的尖窝交错关系，便于治疗过程中下颌位置的调整，利于肌功能的恢复。稳定型咬合板的厚度保持在第二磨牙中央窝处 2 毫米即可，一般不超过息止颌间隙。

稳定型咬合板属于缓解型咬合板，其作用机理为增加颌间距离、使髁突向下移位，增加关节腔间隙、降低关节内压；松弛升颌肌群，缓解肌肉痉挛疼痛和张口受限症状；改变原有咬合的不协调因素，阻断咬合干扰对神经肌肉的输入，促使髁突恢复到生理位置。

238. 稳定型咬合板和再定位咬合板有什么区别？

从咬合板的形态上看，稳定型咬合板的咬合面平滑，仅与对颌牙列存在均匀的点状接触，而再定位咬合板的咬合面凹凸不平，与对颌牙存在尖窝的锁结关系。

从工作原理上看，稳定型咬合板属于缓解型咬合板，主要通过升高咬合距离、阻断咬合干扰，来松弛升颌肌群、缓解肌肉疼痛；而再定位咬合板属于引导型咬合板，主要通过调整下颌骨的位置，来重建正常的盘—髁关系。

从临床应用上看，稳定型咬合板常被用于肌功能紊乱（肌功能亢进、肌痉挛性疼痛）患者的治疗，也可用于部分关节盘移位伴疼痛患者的治疗，此外也可用于颌位关系调整的患者，作为大范围咬合改变前的诊断性治疗。而再定位咬合板主要用于盘—髁关系紊乱的治疗，其对于存在盘后组织炎症的患者也有一定的治疗效果。

239. 稳定型咬合板的治疗周期有多长?

初戴稳定型咬合板都有一个适应的过程，由于下颌位置的重建、肌肉状态的协调、盘—髁关系的稳定均需要一定时间，在确定牙和咬合板的接触关系上需作多次的修整调磨，才能获得良好的效果。因此，稳定型咬合板的戴用周期较长，但一般不超过6个月。若稳定型咬合板仅作为辅助诊断应用，则仅需戴用4~6周即可。稳定型咬合板治疗的疗效和时长与患者的年龄、病程长短、关节盘的移位程度、盘后组织的恢复能力等因素密切相关。

在稳定型咬合板治疗后，若关节、肌肉症状得以显著改善，且通过3~6个月的治疗效果已达到稳定者，可考虑在此稳定的治疗性颌位上建立稳定的咬合关系；若戴用疗程超过半年仍无明显效果，表明该颞下颌关节紊乱病患者的病情已不在咬合板治疗的适用范围内，应停止使用，考虑到可能存在器质性损害，应尽早进行手术治疗。

240. 怎样判断稳定型咬合板的治疗效果?

对稳定型咬合板治疗效果的评判，主要依据临床症状和临床检查两方面。对于存在关节疼痛、咀嚼肌疼痛等症状的患者而言，疼痛程度的改善情况便是评价治疗效果的指标；对于存在关节弹响、下颌运动异常、开口卡锁甚至受限等症状的患者而言，弹响声、开口型、开口度的变化便是评价治疗效果的指标。

临床中亦可借助影像学检查，通过对比治疗前后影像结果的差异来评价治疗的效果。例如，运用磁共振观测治疗前后关节盘的形态和位置的变化，以及关节腔内的积液情况等来评价治疗的效果；运用X线检查（曲面断层片、锥形束CT）来观测关节骨质的情况：髁状突骨皮质的连续性、髁状突的形态和位置等来评价治疗的效果。当然，对于应用了稳定型咬合板的患者而言，还可通过对每次调磨痕迹的观察来粗略判断关节位置的稳定情况，评判治疗的效果。

241. 什么是颞下颌关节的微创治疗？

颞下颌关节紊乱病的治疗一般应遵循“逐步升级”的治疗原则：首先应选用无创、可逆性的保守治疗措施，然后选用不可逆性的保守治疗措施，当无创治疗无法改善患者的临床症状时，最后才考虑选用关节微创治疗，甚至有创的关节手术治疗。

颞下颌关节常见的微创治疗包括以下三个方面：

（1）注射治疗：通过在关节区或咀嚼肌处注射相关的药物，达到缓解疼痛、增加开口度的目的；

（2）关节腔灌洗术：通过反复冲洗关节腔，松解粘连组织，去除炎性物质，改善关节内压，达到消炎止痛的目的；

（3）关节镜微创手术治疗：通过关节镜，在直视下进行颞下颌关节的检查和治疗，达到精确治疗的目的。

242. 什么是颞下颌关节的注射治疗？

颞下颌关节紊乱病的注射治疗，是指通过在关节区或者口周咀嚼肌相应位置注射相关药物，达到缓解关节疼痛、增加开口度的方法。

颞下颌关节紊乱病常见的注射治疗包括以下三种：

（1）将医用透明质酸钠凝胶或医用几丁糖注射到关节腔内，起到“润滑、修复、抑菌、平衡”的作用；

（2）将维生素 B 族药物注射到咀嚼肌内，起到调节肌肉功能紊乱、松弛肌肉、缓解疼痛的作用；

（3）将肉毒素注射到咀嚼肌内，起到解除肌肉痉挛的作用。

注射治疗的适应证如下：①早期的关节结构紊乱；②关节急性炎症者；③单纯物理治疗效果不佳者；④关节源性疼痛伴下颌运动障碍者。

注射治疗的禁忌症如下：①咀嚼肌肌筋膜痛者；②颞下颌关节肿瘤者；③颞下颌关节强直者；④穿刺部位皮肤有破溃或感染者；

⑤严重凝血机制障碍者；⑥精神心理障碍者。

243. 什么是颞下颌关节腔灌洗术？

颞下颌关节腔灌洗术是一种介于手术与非手术治疗之间的治疗方法，它通过反复冲洗关节腔，来松解关节腔内细小的组织粘连，去除炎性物质及疼痛因子，改善关节腔内环境，进而恢复关节内压。

颞下颌关节腔灌洗术主要适用于：①颞下颌关节结构紊乱的患者，如可复性关节盘移位伴绞锁和早期不可复性关节盘移位的患者；②急性疼痛和张口受限的患者；③颞下颌关节滑膜炎的患者；④颞下颌骨关节炎的患者。颞下颌关节腔灌洗术的治疗效果与患者的年龄及病情的严重程度密切相关，一般病程越短、患者越年轻，治疗效果就越好。

相对于单纯的注射治疗而言，关节腔灌洗术的穿刺难度更大，术中须确保进出关节腔的通道畅通，防止引发医源性损伤等。其应用的禁忌证与注射治疗相同，包括：①咀嚼肌肌筋膜痛者；②颞下颌关节肿瘤者；③颞下颌关节强直者；④穿刺部位皮肤有破溃或感染者；⑤严重凝血机制障碍者；⑥精神心理障碍者。

244. 什么是颞下颌关节镜治疗？

颞下颌关节镜在临床诊疗中已运用多年，临床医生可借助关节镜在直视下进行颞下颌关节区的临床操作。与传统开放手术相比，关节镜微创手术具有手术切口小、组织损伤小、手术时间短、术中出血少、瘢痕位置隐蔽、术后并发症少等优点，易被多数患者接受。

在关节疾病的诊断上，通过关节镜可直接取样进行病理检查，及时发现细微的病理征象，弥补临床检查的不足，提高临床诊断的精准性；在关节疾病的治疗上，通过关节镜可窥见关节内部情况，医生可在直视下进行关节腔灌洗、关节盘复位和关节前带粘连的松解等手术操作，提高了临床治疗的确切性。

颞下颌关节镜治疗的适用证主要包括：①颞下颌关节慢性炎症者；②急性不可复性关节盘前移位者；③颞下颌关节存在绞锁者；④原因不明的长期关节源性疼痛者。

颞下颌关节镜治疗的禁忌证主要包括：①穿刺部位皮肤有感染或者严重畸形者，影响关节镜操作；②非关节源性疼痛者；③颞下颌关节恶性肿瘤者；④严重凝血机制障碍者；⑤严重全身性疾病者；⑥精神心理障碍者。

245. 颞下颌关节的手术治疗有哪些?

20 世纪 70 年代以前，涉及颞下颌关节手术治疗的情况主要包括颞下颌关节脱位、颞下颌关节感染和颞下颌关节强直，除此之外，髁状突和关节盘的切除术也开展较多。

随着科学技术的进步，对颞下颌关节疾病的研究持续深入，诊断技术不断发展，外科手术治疗方法不断改进。尤其是颞下颌关节内窥镜的应用，使外科手术逐渐向微创外科方向发展。

目前颞下颌关节的外科手术治疗主要包括：①颞下颌关节内窥镜术；②颞下颌关节盘复位术；③颞下颌关节盘穿孔修补术；④髁状突切除术；⑤颞下颌关节成形术；⑥全关节置换术。

246. 哪些颞下颌关节紊乱病需要手术治疗?

20 世纪 60 年代和 80 年代是外科开放性手术治疗颞下颌关节紊乱病的高峰时期，采用手术治疗的做法被广大口腔颌面外科医生和颞下颌关节专科医生所接受。然而，随着科学技术的进步，医学研究的不断深入，开放性手术已经不再是治疗颞下颌关节紊乱病的首选方案。

北京大学口腔医学院的张震康教授等人在经历过两次手术高峰

后开始反思，并提出了更为严苛的颞下颌关节紊乱病手术治疗指征，主要包括以下几个方面：

（1）证实存在关节盘移位、穿孔、破裂的现象，或其他关节结构的破坏，导致口颌功能严重障碍者；

（2）证实患者临床的症状和体征是由上述病变造成的；

（3）上述病变曾经过合理的、程序性的综合保守治疗达半年，治疗效果不理想或已失败；

（4）上述病变已严重影响患者正常的工作和生活；

（5）医患双方经过深入沟通，已经充分考虑社会—心理因素、磨牙症、下颌副功能及不良习惯等可能影响手术的效果；

（6）患者迫切要求进行手术治疗，在充分知情手术风险和预后，且不能确保一定有效的情况下，仍坚持要求手术治疗。

247. 颞下颌关节手术治疗的并发症有哪些?

目前，颞下颌关节外科手术治疗的技术越来越成熟，其治疗原则也越加严格，要求在达到治疗目的的基础上，尽量争取保留颞下颌关节的正常组织结构（包括关节滑膜、关节盘、关节软骨等），减少关节负荷，并在恢复关节运动功能的同时兼顾面部外形的美观。

尽管如此，颞下颌关节外科手术治疗仍无法做到完全规避手术风险。与颞下颌关节外科手术治疗相关的并发症主要分为术中和术后两大方面，术中并发症主要包括出血、神经损伤、耳损伤、耳颞神经综合征、颅中穿孔、腮腺损伤等；术后并发症主要包括感染、咬合紊乱、张口受限甚至关节强直等。

肿瘤篇

肿瘤基础知识

囊肿

良性肿瘤

恶性肿瘤

肿瘤基础知识

248. 何为口腔颌面部肿瘤?

口腔颌面部是指人体面颈部区域，内部与鼻、咽等部位的多个腔道相通。它属于机体的暴露部分，并与呼吸道和消化道相连。它上起于发际线，下达下颌骨下缘，既包括牙齿结构，又包含颌骨、颞下颌关节、唾液腺腺体及周围软组织，具有咀嚼、消化、呼吸、吞咽、言语及表情等多种功能。

众所周知，肿瘤是一种严重危害人类健康的疾病，在日常生活中，口腔颌面部组织因位置表浅，长期处于暴露状态，持续受到各种内外致病因素的不良刺激，极易导致机体细胞产生异常变化。因此，它是肿瘤的好发部位，也是恶性肿瘤最常见的起源部位之一。因为口腔颌面部与外貌、语音、进食、吞咽等功能息息相关，所以一旦发生肿瘤往往会直接影响患者的这些功能，同时面容的损毁还会对其心理、精神造成很大伤害。

口腔颌面部肿瘤早期无症状，往往得不到人们的重视。因此，对口腔颌面部肿瘤要提高警惕，做到早发现、早诊断、早治疗。一定要摒弃放弃治疗的错误观念，要充分认识到，拖延、延误治疗只会增加痛苦。当然也不要“谈癌色变”，大部分口腔肿瘤都可早期发现，只要及时得到有效治疗，就能避免出现危及生命的严重后果。

249. 癌与恶性肿瘤有区别吗?

在日常生活中，人们俗称的“癌”就是指恶性肿瘤，但从医学分类来说，两者是有区别的。

肿瘤分为良性肿瘤和恶性肿瘤。癌是恶性肿瘤分类中的一部分，其他还有肉瘤、淋巴造血系统肿瘤等。癌的发病人群以老年人为主，肉瘤则以青壮年为主。

250. 口腔颌面部的良、恶性肿瘤是如何区分的?

口腔颌面部的良、恶性肿瘤的区分，主要根据以下几个方面：

（1）从生长方式来看，口腔颌面部的良性肿瘤大多呈膨胀性生长，形状多为圆形和椭圆形，如生长在皮肤或黏膜表面，常呈结节状或球状；如表面受到压迫，可呈分叶状生长。而恶性肿瘤常呈侵袭性生长，具有破坏性，形态上有多种表现，有的表面轻微隆起，有的外生如菜花状，有的则呈现为边缘隆起、中央凹陷的溃疡，形似“火山口”。恶性肿瘤常会侵犯邻近的骨、肌肉、血管和神经组织，若恶性肿瘤发生于上、下颌骨，可引起颌面部畸形，严重时可造成骨折；若肿瘤细胞侵犯面部神经，则会引起神经功能障碍，出现“口角歪斜”的面瘫症状；若侵犯舌下神经，可造成伸舌偏移的运动障碍等。

（2）从与周围组织的关系来看，因良性肿瘤体的外层大多有包膜覆盖，肿瘤体表面光滑且活动度大；恶性肿瘤的外面大多没有包膜，与周围组织分界不清，故一般位置固定，活动度较差。

（3）从生长时间来看，良性肿瘤一般生长比较缓慢，比如唾液腺肿瘤中的多形性腺瘤，生长可达十几年，其重量达数公斤；恶性肿瘤的生长则相反，其发展较快，并且随着肿瘤的迅速增大，癌细胞可发生转移，出现下颌下区、颏下区及颈部的淋巴结肿大。有的肿瘤细胞进一步发展，还可发生血运转移，或跳跃性转移，如向肺部、肝脏及骨组织等处转移。良性肿瘤如果没有恶变，则一般不会发生转移。

（4）从症状上来看，良性肿瘤在生长过程中一般没有明显的自觉症状。当良性肿瘤持续增大、压迫周围神经或发生感染时，局部会产生疼痛，但与恶性肿瘤相比，症状较轻。然而，我们也要意识到它在一定条件下也可能恶变，因此对于生长在人体重要部位的良性肿瘤，我们绝不能轻视或忽视。

（5）从发病年龄来看，良性肿瘤在任何年龄均可出现，而癌症多见于老年人，肉瘤好发于青壮年。

综上所述，恶性肿瘤对人们日常生活的影响无疑是巨大的。口腔颌面部一旦出现恶性肿瘤且放任其发展而不及时医治，轻则影响人的正常功能及生活质量，重则危及生命。

251. 患者如何自行判断是否长了口腔颌面部肿瘤？

随着信息时代的到来，人们可以轻松地通过网络来获取想知道的任何信息，包括各种医学知识。但是疾病的表现往往是多变、复杂的，网络并没有千里眼，不可能像中医一样面对面地望闻问切，或者像西医一样进行临床的视触叩听。根据网络的信息资源来查医问诊、对号入座只会一知半解，无从确诊，并会在一定程度上造成心理上的自我恐慌。如果察觉到有异常情况出现，应该在第一时间去正规的公立医院就诊，接受专业的检查及治疗。

为了缓解就诊前的焦虑情绪，有必要对各种异常的情况进行简单的梳理和分析，以对颌面部肿物的生长特点有一个大致的认识。

第一步，要区分肿块是炎症还是肿瘤。炎症性的包块往往具有红肿热痛的局部症状，一般有较明显的发生病因。例如，当我们人体遭受细菌感染时，会出现淋巴结增大的情况，此时经过抗炎治疗，症状一般会逐渐减轻然后消退。

第二步，要知道出现的“包块”有时可能根本不是实质性的。例如，在颌下腺导管结石症的初期，患者会在进食后出现颌下区肿胀和疼痛，由于此时导管堵塞，造成大量唾液淤积在腺体内，局部可出现假性“包块”。

第三步，如果真的在颌面部摸到一个实质性包块，如何来确认它的位置深浅呢？根据层次来分，可以把颌面部大致分为深浅两层，浅层包括皮肤和皮下组织，平时临床上常见的脂肪瘤和皮脂腺囊肿，都发生在浅层；深层肿物往往只能扪及一部分或无法扪及，此时只能上医院，通过影像学 B 超检查才能确认其全貌和位置。

第四步，也可以通过肿物的活动度对其作一个初步的判断，活动度大的肿块大多为良性肿瘤；肿块质地较硬、无法活动，局部出现疼痛及神经侵犯症状，则可能为恶性肿瘤。

252. 小孩子也会得口腔颌面部恶性肿瘤吗？

发生口腔恶性肿瘤的患者多为成人，但儿童同样也会发生，只不过儿童发生的概率相对较低。

临床上小儿恶性肿瘤主要以肉瘤居多，一旦发生往往生长更迅速，侵袭性更强，其恶性程度高，且并发症多，预后也较差。儿童恶性肿瘤绝大多数无确切病因，常与家族遗传、染色体变异、胚胎发育等先天因素或不良生长环境因素密切相关。对于肿瘤的早期发现，家长对儿童身体或精神行为的异常状况须提高警惕，注意孩子的变化，重视不适的主诉。

恶性肿瘤会不会遗传？研究发现，肿瘤和遗传确实存在关系，如果有相应的家族史，即血缘关系较近的亲属中患有某种恶性肿瘤的人数多，在不健康的生活方式和环境因素的影响下，患这种恶性肿瘤的概率就会大大增加。

253. 口腔恶性肿瘤的发生主要与生活中哪些因素密切相关？

口腔恶性肿瘤的发生与人们日常生活中的下列因素密切相关：

（1）物理因素：各种损伤、紫外线照射以及其他放射性物质的影响；长期慢性的刺激，如牙齿的残根、锐利的牙尖以及不良修复体。

（2）化学因素：已知的致癌物包括烟草、酒精和槟榔。

（3）生物因素：相关研究表明，某些恶性肿瘤是由病毒引起，例如 EB 病毒，可引起鼻咽癌。

（4）营养因素：目前某些维生素和微量元素的变化被证实与肿瘤的发生发展也有一定联系。

（5）除了这些外在因素，一些内在因素也是不可忽视的。如神经精神因素，过度紧张、睡眠失调、心理失衡会导致人体功能失调。机体的遗传因素、免疫因素、内分泌因素等，也被证实在肿瘤的发生发展中有一定的促进作用。

254. 口腔恶性肿瘤手术后的生存率有多高?

生存率又称存活率，指接受某种治疗的人或某病患者中，经医生若干年随访后，尚存活的病例数所占的比例。它反映疾病对生命的危害程度，常用于评价某些病程较长疾病的远期疗效。

临床上通常用手术治疗后 5 年的存活率来评价治疗效果。恶性肿瘤术后如果 5 年内不复发，复发的概率就会大大减低。对于口腔恶性肿瘤患者来说，总体 5 年生存率约为 65%，具体到各类病症则各有差异。但现在医生对口腔恶性肿瘤的治疗已不仅仅满足于提高患者的生存率，而更注重患者生存质量的提高。术后的定期随访和复查极其重要，对于某些转移和复发的情况，及时给予相应治疗可延长患者的生命。

囊肿

255. 口腔颌面部囊肿都有哪些种类?

囊性病变常见于头颈部，其大体分为牙源性囊肿（发育性或炎症性）、非牙源性囊肿（鼻腭囊肿、鼻唇囊肿、球上颌囊肿、上颌正中囊肿）、假性囊肿（动脉瘤性骨囊肿等）以及口腔颌面部软组织囊肿（皮样囊肿、甲状舌管囊肿、鳃裂囊肿等）四大类。为了便于广大读者理解，我们依据部位将其分为硬组织（颌骨）囊肿和软组织囊肿两类，其中最为常见的是牙源性病变产生的颌骨囊肿，通常患者无任何自觉症状，往往是偶发颌面部肿胀或是诊治其他疾病需要拍摄曲面断层片时，无意中发现的。

256. 什么是含牙囊肿?

含牙囊肿是一种发育性囊肿，多发生于第三磨牙，即俗称的智齿；有时也会发生于尖牙或前磨牙。其多见于 10~39 岁的患者，男性多于女性。

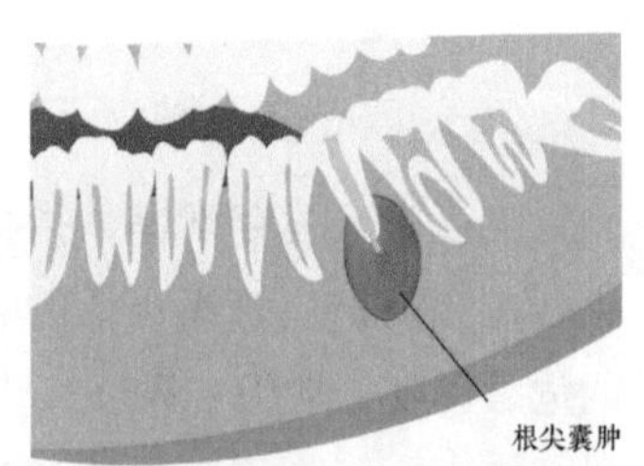

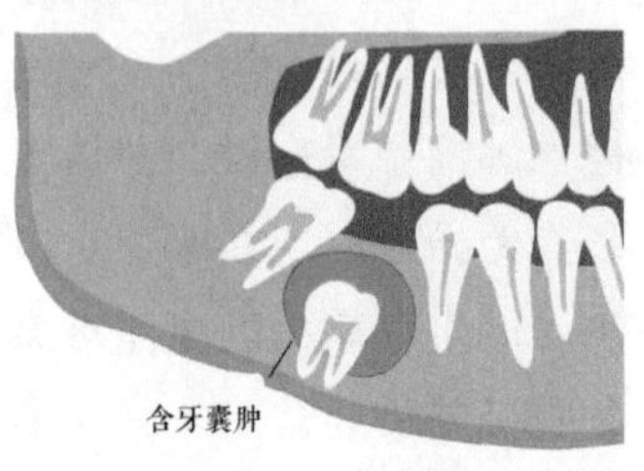

含牙囊肿的 X 线表现呈环绕一未萌牙的牙冠的透射影像。含牙囊肿内所含的牙齿，大多数为恒牙，还可见多生牙。囊肿生长缓慢，早期无自觉症状，往往因为牙齿未萌、缺失或错位而行 X 线检查时无意中被发现。囊肿发育较大时，可引起颌骨膨隆、面部不对称、牙齿移位。

257. 多生牙也会导致颌骨囊肿吗?

多生牙是指人正常牙列外多生出来的牙齿，数目在 1~4 颗不等，临床上最常见的多生牙发生于上颌正中的两颗门牙之间。有的多生牙可萌出，有的埋伏在颌骨中，而无论是否萌出，这些多生牙对正常牙列的美观、咀嚼功能都是有损害的。它可能引起恒牙晚萌或不能萌出，出现牙间缝隙、牙齿移位、邻牙扭转等。埋伏在颌骨里的多生牙也有可能长出囊肿。

多生牙通常是由于牙列不齐，来门诊矫正牙齿时拍片发现的；如未出现牙齿萌出异常、移位及颌骨变形等情况，一般难以自行发现。

258. 对于颌骨的影像学检查都有哪些？

通常颌骨的曲面断层X线片可提供上下牙列及颌骨结构的概貌。如要更详细充分地评估肿瘤对颌骨的侵犯程度，需要进行计算机断层扫描（CT）或磁共振成像（MRI）扫描。例如对一个巨大的膨胀性下颌骨囊性病变的CT扫描，可获得下颌骨的连续断层轴位切面，精确显示颌骨缺失的范围。CT图像的三维重建还有助于手术治疗计划的实施和重建设计。3D模型也可以通过计算机软件来制作完成，它提供的待重建颌骨缺损的模型使外科医生能更准确地制作移植物或皮瓣，恢复患者的轮廓和对称性。

259. 颌骨内长了囊肿该怎么治疗？

颌骨囊肿的治疗方式通常以手术为主，按囊肿的大小可分为以下两种：

（1）小型囊肿的治疗，通常是对完善根管治疗后的病源牙作根端囊肿摘除；如为残根引起，可在拔除残根后将囊壁彻底刮净。

（2）中、大型囊肿的治疗方法，一般病灶范围较大，手术风险也会相应增加。较大的颌骨囊肿由于骨质破坏过大，手术中可能会引起病理性骨折；有些上颌骨囊肿邻近上颌窦窦腔，囊肿与上颌窦之间仅有菲薄的骨质相隔，穿通后可能会出现口鼻瘘；有的下颌骨囊肿靠近甚至包绕下牙槽神经血管束，术后可能会出现下唇麻木；上颌巨大囊肿可紧贴眶底，术中若损伤眼球，可能导致视力障碍。对于这些范围较大的囊肿，可以先行开窗减压术，通过释放囊腔压力使囊腔缩小，逐渐修复骨缺损，从而最大限度地保护颌骨的形态和功能，后期再行囊肿摘除术。

260. 颌面部软组织囊肿有哪些类型？

（1）皮样和表皮样囊肿：任何年龄都可发生，一般多见于儿童及青少年。皮样囊肿好发于口底，而表皮样囊肿好发于鼻、眶外侧、耳下等部位，二者均生长缓慢，呈圆形，与周围组织皮肤没有粘连，触摸时坚韧有弹性。它们的治疗方式通常是手术摘除。

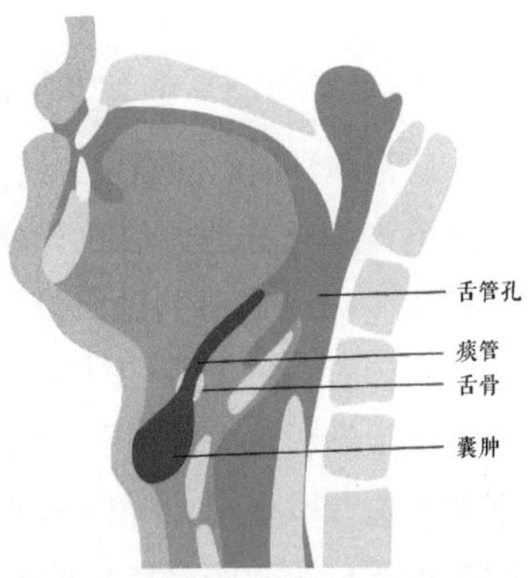

（2）皮脂腺囊肿：即俗称的粉瘤。常见于面部，并向皮肤表面突出，囊壁与皮肤粘连紧密，突起的中间表皮可见有一个小黑点，里面的内容物主要是白色凝乳状的似“豆腐渣”样的分泌物。它的治疗方式与皮样囊肿和表皮样囊肿相同，均为手术切除。

（3）甲状舌管囊肿：多见于儿童及成年人，位置在颈部的中线上下，以舌骨附近最为常见。甲状舌管囊肿往往可随着吞咽而上下移动，这是其确诊的最主要的特征性依据。局部穿刺囊液检查，多为透明、微浑浊的黄色稀薄或黏稠液体。平时患者多无自觉症状，如果囊肿发生在舌盲孔的下面或者前后，可能使舌根部发生肿胀，出现吞咽、语言以及呼吸功能的障碍。此囊肿也可以与口腔相通而导致继发感染，有的囊肿感染后会自行破溃。甲状舌管囊肿的治疗以手术为主。如果术中遗留有囊肿的微小组织，可能会导致术后复发，因此通常需要将舌骨的中份与囊肿一并彻底切除。

261. 什么是小唾液腺黏液囊肿?

所有能够分泌唾液的腺体临床上均称为唾液腺，分布在口腔黏膜下层的腺体则为小唾液腺体，主要在唇、腭及咽腔、鼻腔、上颌窦等部位。

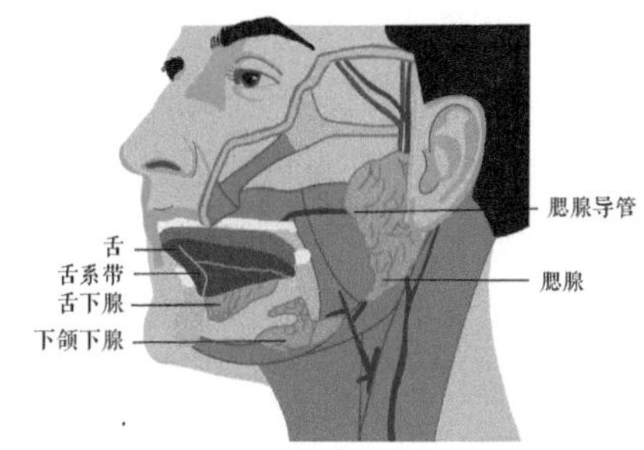

小唾液腺黏液囊肿好发于下唇部内侧黏膜及舌尖处，临床较为常见，这是因为咀嚼时牙齿不自觉地咬到下唇，舌体运动时常受下前牙摩擦以及异物刺激损伤黏膜下腺体所致。

小唾液腺黏液囊肿一般位于黏膜下，表面仅覆盖一薄层黏膜，呈半透明状，似浅蓝色的小水疱，被咬伤破裂后会流出透明黏稠液体。愈合后，又会被黏液充满，再次形成囊肿。如果逐渐发展，形态可似黄豆大小，会被正常咬及，可以手术切除。

262. 进食后下颌会出现肿痛是什么原因?

有的患者在进食后，下颌区域常会出现肿胀疼痛，其主要原因是颌下腺导管发生阻塞而导致唾液分泌淤积。如果长期反复发作，可能会使颌下腺发生慢性炎症并形成导管内结石，即临床所称的“涎石症”。

结石可造成导管内唾液发生慢性间歇性梗阻，腺体增大，并伴有疼痛。特别是在进食后，由于唾液分泌量增加，大量唾液一时无法从导管内正常流出，使颌下腺分泌的唾液排出受阻，腺体压力增加，造成导管扩张而产生疼痛。如果结石在导管的上段发生嵌顿，则很容易用手触摸到，此时可以通过在导管上直接切开黏膜于口腔内取出结石；如果结石位置深且靠后，颌下腺呈慢性炎症，则需要在全身麻醉下行颌下腺腺体摘除术。

263. 舌下腺囊肿是什么病?

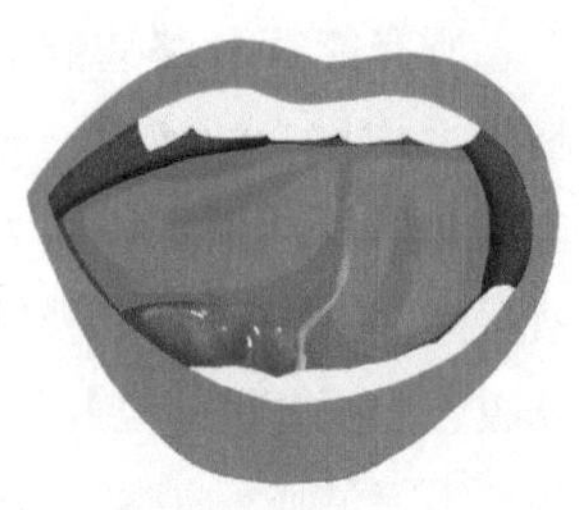

舌下腺位于舌下口底黏膜深面，其排出唾液的主要导管直接开口于口底黏膜，部分汇入下颌下腺导管。舌下腺是三大唾液腺中最小的一对。

舌下腺囊肿属于唾液潴溜性病变，是舌下腺区的常见疾病。临床上多见其位于口内舌下的一侧，有时可扩展至对侧生长，缓慢且无痛，有时增大，有时又消退，呈浅蓝色的透明肿胀，柔软有波动感，有时经物理擦伤破损后，可流出唾液样黏性透明液体，类似蛋清，破溃后的囊肿可暂时消退，数日后又可再次增大。在舌下腺囊肿切除手术中，一般需要一并切除舌下腺腺体，目的是为了避免舌下腺囊肿复发。

264. 囊肿摘除了，术后还需要复查吗?

囊肿摘除手术只是治疗的一部分，疗效如何取决于患者术后的护理及随访情况。例如某些颌骨囊肿导致的外形变化及骨质缺损，术后需要定期复查，做影像学检查，以便了解每个阶段的骨质生长情况。再如某些囊肿，虽性质为良性，但具有一定的复发性，如不按时复查，可能无法及时发现变化，延误治疗。

因此，虽然囊肿摘除了，但为了防止术后复发和及时了解恢复情况，还是需要定期复查的。

良性肿瘤

265. 口腔颌面部的良性肿瘤有哪些?

口腔颌面部肿瘤一般以良性较为多见，包括：

（1）发生在颌骨的牙源性肿瘤：如牙源性成釉细胞瘤、牙源性角化囊性瘤；

（2）发生在腺体组织的肿瘤：如多形性腺瘤、沃辛瘤；

（3）来源于神经组织的肿瘤：如神经鞘瘤、神经纤维瘤；

（4）来源于骨组织的肿瘤：如骨化纤维瘤、骨巨细胞瘤等。

266. 唾液腺较常见的良性肿瘤都有哪些?

唾液腺肿瘤是临床较常见的疾病，根据统计，腮腺肿瘤发生率最高，约占 80%，下颌下腺肿瘤占 10%，舌下腺肿瘤占 1%，其余为小唾液腺肿瘤。以下是两种临床上较为常见的腮腺良性肿瘤。

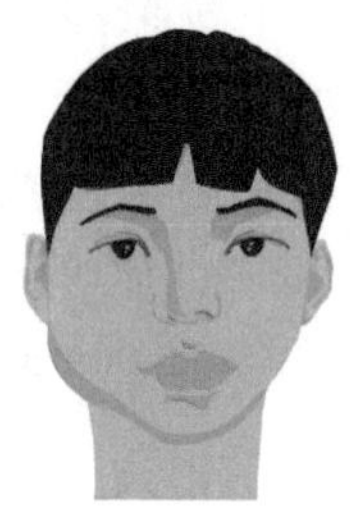

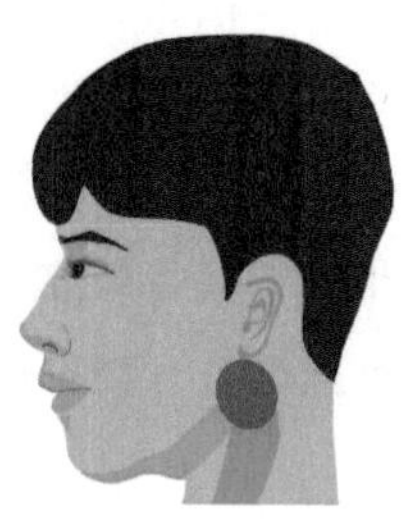

（1）多形性腺瘤，又名混合瘤。此类肿瘤多为患者于无意中发现，大多生长缓慢且无症状，有一定活动度，表面光滑，部分呈结节状，有的可生长数十年、体量增长至数千克仍无症状。多形性腺瘤最易发生在腮腺，其次为下颌下腺，女性略多于男性，中年者多见。如经历一定时间肿块生长加速，并合并疼痛、面瘫等症状，应警惕其有恶变可能。多形性腺瘤的治疗以手术为主，如肿瘤位于腮腺浅叶，常需将肿瘤与腮腺部分浅叶切除；如肿瘤位于腮腺深叶，则需将肿瘤与腮腺深叶一并摘除。

（2）沃辛瘤，又名腺淋巴瘤。此类肿瘤一般位于腮腺后下极，常见于吸烟的中老年男性患者，男女患者比例高达 6 ： 1。肿物可有消长史，即肿瘤瘤体不是一直增大，而是时而增大、时而消退。扪诊呈圆形或是卵圆形，质地较软，有时有弹性感，且有 15% 的概率双侧同时发生，也有患者可在一侧出现多个肿瘤，但恶变发生率不到 1%。沃辛瘤的治疗同样为手术切除，术后复发较为少见。

267. 口腔颌骨良性肿瘤有哪些?

临床上最为常见的口腔颌骨良性肿瘤有以下两种：

（1）成釉细胞瘤：是最常发生在颌骨内的牙源性肿瘤，临床表现与颌骨囊肿有某些相似之处，但并非发生在颌骨内的真性囊肿，其常导致颌骨的膨大和面部变形。虽然成釉细胞瘤在组织学上是良性的，但生长方式具有局部侵袭性，可以转化为成釉细胞癌，有恶变倾向。成釉细胞瘤多见于年轻人，几乎完全发生在下颌骨。

（2）骨化纤维瘤：多见于青、中年，以女性群体为主，主要发生于下颌骨后部，早期无任何明显症状，随肿瘤增大而显颌骨膨隆，继而导致牙齿移位，出现面部变形，口内咬合关系紊乱。

恶性肿瘤

268. 口腔癌有哪些?

按口腔的发生部位来讲，口腔癌可分为牙龈癌、舌癌、软硬腭癌、颌骨癌、口底癌、口咽癌、涎腺癌、唇癌、上颌窦癌，以及发生于颜面部皮肤黏膜的癌症。

通常说的口腔癌，医学病理上多是指鳞状细胞癌，按其分化程度，分为高、中、低三级，其中低分化癌往往预示着预后较差。

269. 口腔癌都有哪些临床表现？

口腔癌是发生在口腔区域内的恶性肿瘤之总称。口腔癌的临床症状主要表现为：口腔内肿块、结节；局部黏膜表面白色或红色斑块、溃疡或糜烂、炎症，且长期不愈；不明原因的疼痛、麻木，讲话和咀嚼吞咽出现困难，以及颌下、颈部淋巴结肿大，在晚期还可向远处转移，相应器官出现病变症状。

270. 口腔癌可以预防吗？

相关研究发现，如果在癌症形成之前对某些变化进行积极的干预，将大大提高患者的生存质量。因此在一定程度上，预防口腔肿瘤发生是可以做到的。

（1）减少致癌因素。最好的预防方法，就是去除一些慢性刺激因素或可疑的病因，如清除口腔内的龋齿、残根、残冠、错位牙齿；尽量避免过烫、辛辣食物的刺激，不吸烟喝酒、不咀嚼槟榔等；减少户外暴晒，不接触有害的工业物质。另外，在精神上避免过度紧张和抑郁，保持乐观的心态，保证充足睡眠。这些防护措施，对人们预防肿瘤的发生具有重要的意义。

（2）出现可疑问题及时就医处理。口腔最常见的癌前病损有白斑和红斑，除此之外，口腔扁平苔藓、口腔黏膜下纤维化、盘状红斑狼疮、先天性角化不良，以及梅毒、着色性干皮病等，都被认为与肿瘤的发生发展有一定的关系。对于久治不愈的糜烂型扁平苔藓，尤其要提高警惕。

271. 口腔癌到底应该怎么治疗？

口腔癌的治疗目标是：

（1）治愈癌症；

（2）保留或恢复说话、咀嚼、吞咽功能和颌面外观；

（3）最大限度地减少治疗的后遗症，如牙齿缺失、下颌骨坏死和痉挛；

（4）提高对后续原发肿瘤风险及其管理的认识。

手术和放射治疗可以作为口腔癌的单一治疗方法，也可以联合使用。一般来说，口腔的小肿瘤和浅表肿瘤可以通过手术切除或放疗治愈。因此，对早期口腔肿瘤首选单一手术治疗方法；对晚期口腔癌则采用手术后再辅助放疗的联合治疗方法，以控制局部区域的肿瘤发展。

272. 口腔颌面部常见的肉瘤有哪些？

生长在口腔颌面部的肉瘤多为骨肉瘤，其次为软骨肉瘤。骨肉瘤常发生于青少年及儿童，发病较快，影像学检查时可发现骨组织有不同程度的破坏，肿瘤区域的牙齿可出现松动或脱落，软组织可因破溃而出血。肿瘤细胞可侵犯神经而导致疼痛，进展到后期甚至可导致咀嚼和吞咽功能障碍。

骨肉瘤预后较差，常会发生远处转移，如转移至肺、脑等脏器。骨肉瘤的治疗方式是以手术为主的综合治疗，临床上需作扩大性切除，但即便是采取最积极的治疗方式，其治愈率仍然较低。

编者的话

口腔医学是一门专业性、技术性很强的学科，许多疾病防治方法的“为什么”“怎么做”往往很难一时间向患者完整解说。为此我们编写了这本读物，从患者对疾病理解的视角出发，尽可能用通俗的语言向患者解答各种常见口腔疾病的疑难问题，简易描述它们的起因、发生、发展、危害、治疗和预防。

本书采用一问一答、以文配图的形式，形象表述和详细介绍口腔疾病及其防治的知识，特别是以往容易被忽视的认识理念及防治策略，内容涵盖牙体、牙周、拔牙、修复、正畸、种植、关节和肿瘤八个方面，解说周备，以让患者一读到相关内容，就觉得这是自己心中的问题，一看就能找到自己想要的答案。编者的本意是当个口腔健康的吹哨员，帮助广大患者树立对口腔疾病的正确认识，做到早期防治。

作为口腔保健和常见疾病防治的一本科普性读物，本书主要面向普通读者和口腔疾病患者，但也可作为口腔科医生与患者交流沟通时的参考资料。

鉴于时间和学识所限，书中难免存在疏漏和错误之处，恳请各位专家和同行及各位读者予以指正，以待今后补充和改进。

本书的出版得到了国家自然科学基金（批准号 81873720）的资助，在此表示衷心感谢！

图书在版编目（CIP）数据

口腔保健与常见疾病防治 / 应彬彬，韦宁，俞梦飞主编. --杭州：浙江大学出版社，2022.5（2024.2重印）
ISBN 978-7-308-22533-5

Ⅰ.①口… Ⅱ.①应… ②韦… ③俞… Ⅲ.①口腔－保健－基本知识 ②口腔疾病－防治 Ⅳ.①R78

中国版本图书馆CIP数据核字（2022）第062088号

口腔保健与常见疾病防治
主编　应彬彬　韦　宁　俞梦飞

责任编辑　余健波
责任校对　何　瑜
封面设计　周　灵
出版发行　浙江大学出版社
（杭州天目山路148号　邮政编码：310007）
（网址：http://www.zjupress.com）
排　　版　浙江大千时代文化传媒有限公司
印　　刷　广东虎彩云印刷有限公司绍兴分公司
开　　本　880mm × 1230mm　1/32
印　　张　6
字　　数　156千
版 印 次　2022年5月第1版　2024年2月第2次印刷
书　　号　ISBN 978-7-308-22533-5
定　　价　40.00元

浙江大学出版社市场运营中心联系方式：（0571）88925591；http://zjdxcbs.tmall.com